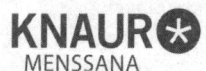

*Von Michael Droste-Laux sind
bereits folgende Titel erschienen:*
Das Säure-Basen-Erfolgskonzept
Säure-Basen-Coach

MICHAEL DROSTE-LAUX

Gift
auf unserer
Haut

Warum herkömmliche Kosmetik
schadet und wie basische
schön und gesund macht

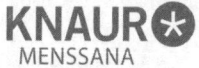

Besuchen Sie uns im Internet:
www.mens-sana.de

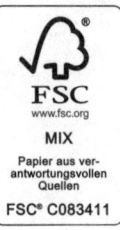

Originalausgabe März 2016
© 2016 Knaur Verlag
Ein Imprint der Verlagsgruppe
Droemer Knaur GmbH & Co. KG, München
Alle Rechte vorbehalten. Das Werk darf – auch teilweise –
nur mit Genehmigung des Verlags wiedergegeben werden.
Redaktion: Ulrike Strerath-Bolz
Covergestaltung: ZERO Werbeagentur, München
Satz: Adobe InDesign im Verlag
Druck und Bindung: CPI books GmbH, Leck
ISBN 978-3-426-65790-4

2   4   5   3   1

Inhalt

3 Haut und Bindegewebe

4 Gibt es einen Säureschutzmantel?

5 Was macht unsere Haut krank?

6 Saure Hautsymptome und Hautkrankheiten

7 Gesunde und schöne Haut – Nährstoffe von innen und außen

8 Beliebte Inhaltsstoffe in der Naturkosmetik – ein Rohstoff-Leitfaden

9 Ausblick – was macht bzw. erhält die Haut gesund?

Vorwort

Liebe Leserin, lieber Leser,

während kaum noch jemand bestreitet, dass säureüberschüssige Ernährung und mentale Vergiftung zur Verschlackung beitragen, ist der Zusammenhang zwischen Kosmetik und Körperübersäuerung den wenigsten Menschen klar. Wie auch, propagiert doch die Kosmetikindustrie in ihrer Werbung seit über fünf Jahrzehnten, dass die Haut einen sauren pH-Wert habe und über einen Säureschutzmantel als biologische Schutzfunktion verfüge, der nicht zerstört werden dürfe. Geht es nach den wissenschaftlichen Erkenntnissen und Studien der Hersteller, dann hat sich die Menschheit seit Jahrtausenden falsch gewaschen.

In Parfümerien, Apotheken, Drogerien, Lebensmittelmärkten und Bioläden findet sich heute eine große Auswahl an Kosmetikprodukten in allen Preislagen. Ob Duschgel, Haarshampoo, Lotionen, Cremes etc.: Vom Grundfunktionsprinzip her gibt es kaum Unterschiede im Angebot für die Körper- und Gesichtspflege. Sowohl konventionelle Konsumkosmetik, Lifestyle- und Luxusmarken als auch Naturkosmetikhersteller stellen ihre Pflegeprodukte auf einen sauren pH-Wert von ca. 5,5 ein und schreiben ihrer Kosmetik ein »hautneutrales« Verhalten zu, das den »Säureschutzmantel« der Haut nicht zerstöre. Sie berufen sich dabei auf wissenschaftliche Studien.

Doch wie wir leider immer wieder erfahren, müssen wissenschaftliche Erkenntnisse nicht das Nonplusultra sein. In diesem Buch unterziehe ich den hartnäckig verteidigten Glaubenssatz vom Säureschutzmantel einer strengen Überprüfung, die ebenfalls Wissenschaftlichkeit für sich in Anspruch nehmen kann. Darüber hinaus informiere ich über schädliche und krebserregende Substanzen und weise nach, dass saure Kosmetika in Kombination mit höchst fragwürdigen Zutaten eine Übersäuerung des Zwischenzellraumes bzw. des Bindegewebes mit all seinen gesundheitlichen Folgen bewirken und damit Zivilisationskrankheiten fördern können.

Besonders auf unserer Haut zeigt sich, wie es um den Säure-Basen-Status bestellt ist. Die dermatologischen Praxen sind überfüllt, immer mehr Menschen leiden an Hautirritationen, Ekzemen und Hautkrankheiten. Speziell im Gesicht spiegeln sich Schadstoffe wider. Altersflecken und Pigmentstörungen als Form der Ablagerung unterstreichen die Diagnose Übersäuerung im Zwischenzellraum ebenso wie trockene, glanzlose, matte Haut oder klebrige, feuchte Haut als ein Indiz für wasserlösliche Säureausleitung über die Schweißdrüsen. Cremes, Essenzen und Lotionen mit Wundermitteln auf Säurebasis können einfach nicht die Wirkung hervorbringen, die die Werbung verspricht.

Warum werden die Zutaten und Inhaltsstoffe nicht in der jeweiligen Landessprache verständlich benannt? Ist Kosmetikverzicht, wie ihn zahlreiche Dermatologen empfehlen, die beste Therapie für eine gesunde Haut? Im Gegensatz zur Illusion Anti-Aging aus dem Tiegel hat die Vision *schöne Haut* durchaus Chancen auf Verwirklichung. Dabei kann mit unterschiedlichen basischen Ansätzen das Ziel Grundregulation für das Organ Haut wieder erreicht werden.

Als Grundsatz gilt: Einfachheit ist die anspruchsvollste Kunst. Erstaunliche Ergebnisse lassen sich mit klassisch drogistischen Hausmitteln erzielen. Bekannt und wieder sehr beliebt sind Waschungen mit Natronlösungen, die eine wunderbar zarte Haut schenken. Kaisernatron galt einmal als das Universalmittel und fehlte in keinem Haushalt. Waschsoda und Kreide bewirken einen ähnlichen Hauteffekt. In Insider-Kreisen sind schwache Lösungen von Borax und Wasserstoffperoxid gefragt, und letztendlich reichen manchen Wasser und Salz für ein gepflegtes Erscheinungsbild. Ton- oder Heilerde-Packungen empfehlen sich bei schweren Hautschäden. Bei ihrer Trocknung von außen nach innen entsteht eine Sogwirkung, Fett, Talg, Wundsekrete und Bakterien werden gebunden.

Lange Zeit war die einfache Kernseife verpönt. Jetzt finden wir sie in den Regalen der Drogeriemärkte wieder. Sie ist relativ stark basisch, gut verträglich, natürlich und preiswert. Wer es nicht so puristisch funktionell mag, für den hält die Welt der Seifenkunst faszinierende und verlockende Produkte bereit. Die traditionelle basische Seife hat es verdient, dass wir ihr einige Seiten widmen.

Seit einigen Jahren vervollständigen basische Pflegelinien von Kopf bis Fuß das Angebot. Meist kleinere Nischenanbieter haben sich neben den »sauren« Kosmetikriesen etabliert und erzielen Achtungserfolge. Sie finden gute Gründe für ihre basischen Entwicklungen, weil die Thematik Säure-Basen-Haushalt nicht beim Essen aufhört. Basische Kosmetik kann eine Bewegung auslösen. Machen wir uns auf den Weg zurück zu den Ursprüngen einer basischen Körperpflege.

1

Anatomie der Haut

Unser äußeres Erscheinungsbild wird maßgeblich von unserem größten Organ geprägt: der Haut. Hautpflege, Vitalität und Gesundheit sind heute ideelle und individuelle Statussymbole, die dabei sind, materielle Werte in unserer Industrie- und Leistungsgesellschaft abzulösen. Die Haut ist die sichtbare Oberfläche, unser repräsentativstes Organ, welches unserem Lebensstil Ausdruck verleiht. Sie soll nicht nur Reinheit, Klarheit und Wärme ausstrahlen, vielmehr sollte sie sich zart, weich und geschmeidig anfühlen.

Die Haut ist aber auch in ihrer Funktion und Vielseitigkeit ein faszinierendes Organ. Sie steuert lebenswichtige Stoffwechselvorgänge und steht in direkter Verbindung mit unserem Nerven-, Verdauungs- und Immunsystem. Bevor wir uns also dem Thema Hautpflege zuwenden, lohnt sich ein Blick auf den Aufbau und die Funktion unserer Haut.

Organfunktion der Haut – Zahlen, Daten, Fakten

Die technischen Daten der Haut lesen sich spektakulär und verdeutlichen, was dieses Organ täglich leistet. Die Haut als größtes Organ hat eine Gesamtfläche von 1,5 bis 2,2 Quadratmetern. Ihr Gewicht beträgt bis zu 14 Kilogramm und macht damit ca. 20 Prozent unseres Gesamtkörpergewichts aus. Die Hautstärke variiert je nach Körperstelle zwischen 0,3 bis 4 Millimeter. Augenlider sind sehr dünnhäutig, während Hand- und Fußteller dickhäutig ausfallen. Alle achtundzwanzig Tage erhält der Mensch eine vollständig neue Haut.

Als äußere Begrenzung und Hülle unseres Körpers hat die Haut vielfältige Aufgaben und Funktionen. Sie schützt den Körper vor chemischen, physikalischen und mechanischen Einwirkungen. Und weil sie in der Lage ist, Stoffe aus dem Körper nach außen auszuleiten, wird sie auch als »dritte Niere« bezeichnet. Sie entlastet innere Organe, weil sie Talg, Schweiß und verschiedenste Stoffwechselprodukte absondert. Täglich verlieren wir über die Haut ca. 1,5 Liter Flüssigkeit, in Extremfällen bis zu 10 Liter. Die Haut ist aber in beide Richtungen durchlässig. Substanzen in einer bestimmten Teilchengröße können über die Haut aufgenommen werden und in die Blutbahn gelangen.

Die Körpertemperatur regelt die Haut durch Verdunstungskälte und Veränderung der Hautdurchblutung. Die Austrocknung unseres Körpers verhindert sie durch eine spezielle Barriereschicht. Sie selbst verfügt über einen natürlichen Feuchtigkeitsfaktor und speichert Wasser, Fett und Kohlenhydrate. Und sie bestimmt mit Hilfe verschiedener Abwehrstrategien auch unseren Immunstatus – schließlich findet auf der Haut der Erstkontakt mit Viren, Bakterien, Pilzen, Parasiten und Umweltgiften statt.

Schließlich und endlich ist die Haut auch ein Sinnesorgan. Der Tastsinn mit Schmerz-, Kälte-, Wärme- und Druckrezeptoren empfängt Reize und leitet sie ans Nervensystem weiter. Das hat weitreichende physiologische und psychologische Auswirkungen: Bereits im Mutterleib verfügt ein acht Wochen gereifter Fötus über Rezeptoren für taktile Reize. Ohne Berührung entwickelt sich das Nervensystem eines Embryos nicht weiter. Wenn die

Hautstimulation aufhört, stirbt das heranwachsende Leben. Tastsinn und Berührung über die Haut sind aber auch wichtig für die emotionale Kommunikation – nicht ohne Grund sprechen wir von »Streicheleinheiten«. Seelische Zustände zeigen wiederum sichtbare Reaktionen auf der Haut. Das Seelenleben projiziert sich von innen nach außen, von der Seele auf die Haut.

Einige Zahlen mögen die Besonderheiten dieses Organs verdeutlichen. In einem Quadratzentimeter Haut befinden sich ca. 600 000 Zellen, 150 000 Pigmentzellen, 5000 Sinneskörper, 200 Schmerzpunkte, 100 Schweißdrüsen, 25 Druckpunkte, 15 Talgdrüsen, zwölf Kältepunkte, fünf Haare, vier Meter Nervenfasern, zwei Wärmepunkte und ein Meter Blutgefäße.

Die Oberhaut – Epidermis

Ein Querschnitt durch die Haut zeigt ihren Aufbau in drei Schichten. Die erste Schicht bildet die sichtbare Oberhaut, in der Fachsprache Epidermis genannt. Sie ist wiederum in fünf Lagen übereinandergeschichtet: Hornschicht, Glanzschicht, Körnerzellschicht, Stachelzellschicht und Keimschicht (Basalschicht). Die Oberhaut besitzt keine Blutgefäße. Sie wird aus dem Säftestrom der darunterliegenden Gefäße versorgt.

Die Hornschicht, also die äußerste Schicht der Oberhaut, wird direkt durch die Umwelt beeinflusst. Je nach Beanspruchung kann sie bis zu vier Millimeter dick werden (Schwiele). Ist sie rissig oder schadhaft, kann sie leicht von schädlichen Stoffen durchdrungen werden. Neben der Keratin-Produktion bildet die Epidermis das Pigment *Melanin,* das sich in den *Melanozyten* der Basalzellenschicht entwickelt. Melanin bestimmt die Farbe der Haut und sorgt bei Sonneneinstrahlung für die Bräune. Die braunen Farbpigmente sind ein natürlicher Schutz vor gefährlichen UV-Strahlen und verhindern das Eindringen der Strahlen in tiefere Hautschichten.

In der Basalschicht werden laufend Zellen von innen nach außen weitergeschoben. Auf dem Weg nach oben trocknen die Zellen aus und bilden die feste Hornschicht. An der Oberfläche werden die verhornten Zellen als Schüppchen abgestoßen. Diese Abschuppung dauert etwa sechsundzwanzig bis dreißig Tage. Auf diese Weise »häutet« sich der Mensch quasi alle vier Wochen. Nicht unbedeutend für diesen fortlaufenden Erneuerungsprozess ist eine gesunde Lebensführung und ausgewogene Ernährung.

Beschleunigt wird die Zellteilung, wenn der Körper ruht, bei extremem Stress und bei zu viel Sonnenbestrahlung (Lichtschwiele). Während des Alterungsprozesses wird die Epidermis sichtbar dünner, weil die Regeneration sich verlangsamt. Dadurch ist auch die Hornschicht, die Schutzbarriere der Haut, weniger dick, was zu einem vermehrten Feuchtigkeitsverlust, Schüppchenbildung oder zu Hautirritationen führen kann.

Die Lederhaut – Dermis, Cutis oder Corium

Die Lederhaut dient als Stütz- und Nährgewebe. Sie ist wiederum aus zwei Schichten aufgebaut: die Papillarschicht, auch Zapfenschicht genannt, und die Netzschicht. Aus diesem Teil der Haut werden Tierhäute gegerbt, daher die Bezeichnung »Lederhaut«. In der Papillenschicht verlaufen zahlreiche Blutgefäße, viele Lymphgefäße, Nervenbahnen (Sinnesorgane), Talgdrüsen und Schweißdrüsen.

Die Haarpapille liegt etwas tiefer zwischen Leder- und Unterhaut. Feine Blutgefäße, die Kapillaren, versorgen die Oberhaut und die Lederhaut mit Nährstoffen.

Die Papillenschicht ist mit der Basalschicht der Oberhaut über zahlreiche Zapfen, Papillen genannt, verbunden. Diese Verzapfung zwischen den beiden Schichten sorgt für die Reißfestigkeit der Haut.

In der unteren Schicht, der Netzschicht, liegen die kollagenen und elastischen Fasern, die von den Bindegewebszellen gebildet werden und der Haut Elastizität und Stützkraft geben. Daher rührt die Zugfestigkeit und Widerstandskraft von Leder, die sich auf ein dreidimensionales Netzwerk aus elastischen und unelastischen Kollagenfasern und glatten Muskelfasern stützt. Eingebettet ist dieses Netz in der Grundsubstanz, dessen hochmolekulare Verbindungen Substanzen mit hohem Wasserbinde- und Quellvermögen darstellen.

Die Unterhaut – Subcutis, auch Unterhautfettgewebe genannt

Das Unterhautfettgewebe speichert Fett und Wasser und schützt so mechanisch die darunterliegenden Gewebe vor äußerer Krafteinwirkung. Seine lockere, weitmaschige Struktur ist je nach Körperregion unterschiedlich dick. Die Hautfettzellen sind zu großen Zelltrauben zusammengeschlossen, die etwa die Hälfte des gesamten Körperfetts ausmachen. Die Entwicklung und Struktur der Fettzellen sind vom Geschlecht, hormonellen und nervösen Faktoren sowie der Ernährung abhängig.

Das Unterhautfettgewebe ermöglicht die Verschiebbarkeit der Haut auf den darunterliegenden Muskeln und der Knochenhaut. Hier befinden sich Drüsen, Schleimbeutel und größere Blutgefäße. Mit der Lederhaut ist die Unterhaut durch Stränge aus Bindegewebe verbunden.

Das Blutsystem der Haut

Das Blut transportiert Sauerstoff und Nährstoffe zu allen Zellen im Körper, wobei die Hautschichten als letzte Station in der Versorgungskette bedient werden. Das Gefäßsystem der Haut versorgt die Zellen über feinste Kapillaren, die *Arteriolen* und *Venolen*. Diese bestimmen unser individuelles Hautbild, weil sie mehr oder weniger stark durch die Hornschicht scheinen. Das Spektrum reicht von gut durchbluteter, rosig klarer Haut bis zu schlecht durchbluteter fahler, grauer und blasser Haut.

Der Zustand des Blutgefäßsystems der Haut hat also maßgeblichen Einfluss auf unser Erscheinungsbild. Von der Versorgung der Zellen und vom Abtransport der Stoffwechselsubstanzen, die nicht gebraucht werden, hängt die Gesundheit der Haut ab. Eine Gefäßschwäche kann das Schönheits- und Wohlbefinden erheblich stören. Meist liegt ein erblich bedingtes, schwaches Bindegewebe vor, oder ungeeignete kosmetische Pflegeprodukte und Medikamente sind der Auslöser für eine Reizung und Erweiterung der Gefäße.

Eine Haut mit Gefäßschwäche ist immer schlechter mit Nährstoffen versorgt, wasserreich und unelastisch. Die Ursache liegt darin, dass schwache Gefäßwände für schädliche Stoffe durchlässig werden, z. B. für säurebildende Eiweißstoffe. Dies führt zu einem Nachströmen von Wasser aus den Blutgefäßen in das umliegende Bindegewebe. Das Bindegewebe hält Wasser zurück, um die Säurekonzentration zu verdünnen, und dabei dehnt sich die Haut. Der Raum zwischen den Zellen füllt sich mit »Schlackenstoffen«, und deshalb haben es die Nährstoffe schwerer, von den Blutgefäßen bis zu den Hautzellen zu gelangen. Der Teufelskreis eines schlechten Stoffaustausches nimmt seinen Lauf.

Eine dauerhafte Weitung der kleinen oberflächlichen *Arteriolen,* die als hellrote Äderchen in der Haut zu sehen sind, führen zu Hautrötungen. Solange die Gefäßwände dicht halten, bleibt das Blut in den feinen Gefäßen. Aber wenn sie nicht mehr dicht halten, läuft es in das umliegende Gewebe aus und kann nicht mehr zurückgedrängt werden. Gefäßerweiternde kosmetische Behandlungen, Massagen, Kortison und Stress fördern diese Entwicklung. Menschen mit einer entsprechenden Veranlagung sollten auf starke Temperaturwechsel, Wärmebehandlungen und Alkohol verzichten.

Doch auch im Bereich der Venen kann es zu Gefäßschädigungen kommen. Den meisten sind die sogenannten »Besenreiser« am Unter- und Oberschenkel bekannt. Sie sind blauviolett gefärbt und entstehen durch eine Weitung der kleinen Venen, die das Blut von der Hautoberfläche in tiefere Hautschichten ableitet. Diese Erscheinung im Blutsystem der Haut hängt ursächlich mit unserem aufrechten Gang zusammen und wird durch mangelnde Bewegung, besonders längeres Stehen, gefördert.

Relativ häufig kommen Blutflecken im Hautgefäßsystem vor. Bei Blutflecken staut sich das Blut nicht mehr in den feinsten Gefäßen, sondern fließt in das Gewebe. In der oberen Dermis sehen die Flecken rötlich aus, in der tieferen Dermis bläulich. Später dunkeln die Flecken bräunlich nach. Empfindliche Menschen brauchen sich nur zu stoßen, dann bekommen sie blaue Flecken, die nicht verschwinden.

Das Lymphsystem der Haut

Das Lymphsystem arbeitet mit dem Blutsystem Hand in Hand zusammen. Eine schöne Haut ist nicht nur das Ergebnis einer gesunden Durchblutung. Gerade der Abtransport von Stoffwechselsubstanzen der Hautzellen ist elementar für ein gutes Aussehen. Die Lymphflüssigkeit, kurz als Lymphe bezeichnet, besteht aus Gewebsflüssigkeit, die aus dem nicht gerinnbaren Teil des Blutes stammt und einzelne Zellen umspült. Die Lymphe filtert Schadstoffe, Gifte und Bakterien in ihren Lymphknoten und macht sie unschädlich. Besonders im Hals-, Achsel und Leistenbereich sind die beweglichen Knötchen zu tasten. Lymphzellen, die im Knochenmark, in der Milz und der Leber gebildet werden, übernehmen entscheidende Aufgaben für eine intakte Immunabwehr.

Oberhalb der Lippen befinden sich keine Lymphknoten. Das erklärt die Warnung, am Kopf beim Ausdrücken von Pickeln und Pusteln vorsichtig zu sein. Können nämlich die Entzündungskeime nicht abgefangen werden, fließen sie direkt ins Blut und lösen eine Blutvergiftung aus.

Außerdem hat das Lymphsystem eine entwässernde Funktion. Es führt überschüssiges Gewebewasser ab, damit sich keine Stauungen (Ödeme) bilden. Der Antrieb des Lymphsystems beruht auf Muskelaktivität und Gegendruck des Bindegewebes, und diese Aktivität ist abhängig von körperlicher Bewegung. Andernfalls stauen sich Schlackenstoffe und Flüssigkeiten im Gewebe und führen zu einem schlechten Hautbild. Die Haut wirkt dann blass und schwammig und fühlt sich kühl an. In Hände der Physiotherapie gehört die Lymphdrainage, eine spezielle Massagetechnik, die die Entwässerung des Gewebes fördert.

Die Schweißdrüsen

Jeder Mensch hat zwei bis drei Millionen Schweißdrüsen. Zwischen hundertfünfzig und dreihundert Schweißdrüsen finden sich in einem Quadratzentimeter Haut, besonders viele an den Handflächen, den Fußsohlen und auf der Stirn. Sie liegen an der Grenze zwischen Lederhaut und Unterhaut und sehen wie zu einem Knäuel gewundene Schläuche aus. Zu ihren Aufgaben zählt in erster Linie die Wärmeregulierung des Körpers durch Verdunstungskälte. Als Ausscheidungsdrüsen entlasten sie aber auch die Nieren und beeinflussen den Wasserhaushalt.

Die Tätigkeit der Schweißdrüsen wird über das vegetative Nervensystem gesteuert; deshalb geraten Menschen nicht nur bei äußerer Wärmezufuhr oder starker Muskelaktivität ins Schwitzen, sondern auch bei Stress, Aufregung und Angst.

Die Talgdrüsen

Unsere Vorfahren waren vollständig behaart. Im Zuge der Evolution kam es dann zu einem Verlust der Körperbehaarung. Talgdrüsen sind ein Teil des Haarfollikels. Die Talgzellen werden in der Basalschicht und in der Lederhaut gebildet. Zum Erreichen ihrer Maximalgröße benötigen sie achtundzwanzig Tage. Dann platzen sie und geben ihren Inhalt, Keratin und Hauttalg, frei, mit dem sie Haut und Haar mit Fett versorgen. Von unten her werden ständig neue Zellen gebildet, die dafür sorgen, dass die Haut sich selbst fettet und geschmeidig bleibt.

Die Zahl der Talgdrüsen pro Quadratzentimeter Hautoberfläche ist in den Bereichen des Körpers verschieden. Kopfhaut und Gesicht – und da wiederum Stirn und

Nase – haben die meisten, etwa achthundert Drüsen pro Quadratzentimeter. Vom Kopf abwärts nehmen die Talgdrüsen ab. Sie liefern innerhalb von vierundzwanzig Stunden ca. 2 Gramm Fett. Die Hälfte davon produziert die Kopfhaut. An den Handflächen und den Fußsohlen gibt es keine Talgdrüsen.

2

Hautschutz, Hauttypen und Hautprobleme

Der Hydrolipidfilm und die Barriereschicht der Haut

Nehmen Sie Ihren Zeigefinger und streichen Sie über die Nasenflügel. Sie werden etwas »Nasenfett« auf der Fingerkuppe fühlen und sehen. Auf der Nase ist der Fettfilm ausgeprägt und am einfachsten festzustellen, aber tatsächlich ist die gesamte Oberhaut mit einem Fettfilm überzogen. Er besteht aber nicht nur aus Fett, sondern auch aus Wasser und weiteren Zutaten, die dafür sorgen, dass eine körpereigene Hautemulsion entsteht.

Ja, Sie haben richtig gelesen: Der Körper bildet sein eigenes Pflegeprodukt aus Fett, Eiweißstoffen, Schweiß, Wachsen und Salzen. Diese körpereigene Kosmetik überzieht die gesamte Hautoberfläche mit einem schützenden Film.

Und dieser Film ist sauer, er hat einen pH-Wert von 4,5 bis 6,5. Daher rührt der aus der Kosmetikwerbung bekannte hautphysiologisch wichtige und »hautneutrale« pH-Wert, der als »Säureschutzmantel« fungiert und, wie uns immer wieder gesagt wird, nicht zerstört werden darf.

Ein intakter Hautschutzfilm ist die Basis für eine gesunde Haut, weil er nicht nur die Eigenfettregulation steuert, sondern auch die Hautfeuchtigkeit bewahrt. Da der Mensch zu ca. 70 Prozent aus wässrigen Flüssigkeiten besteht, würde er ohne den schützenden Hydrolipidfilm austrocknen.

Vereinfacht beschrieben funktioniert die Oberschicht der Haut deshalb als wichtige Barriere, weil sich die wasserbindenden Hornhautzellen und die Fettmoleküle wie eine Steinmauer aufbauen. Die Hornhautzellen bilden wie versetzte Ziegelsteine die Mauer, die Fettmoleküle wirken wie ein Mörtel, der die Steine verbindet und stabilisiert. Daher bleiben auch tiefere Schichten zusammengebunden, obwohl ständig Zellen von der Oberhaut abgeschliffen werden.

Dieses Organisationsmuster bedeutet nun aber nicht, dass durch die Barriereschicht kein Durchkommen wäre. Die Hornschicht, die uns vor Umwelteinflüssen, Giften, Bakterien und Fremdstoffen schützt, ist keine undurchdringliche Grenze, sondern eine Austauschzone mit ausgleichender Wirkung. Von außen aufgetragene Stoffe können über die Haut in die Blut- und Lymphbahnen gelangen. Die Haut als Aufnahmeorgan ist deshalb von großer Bedeutung, wenn wir uns mit kritischen kosmetischen Inhaltsstoffen befassen.

Der Wasser-Fett-Mantel bestimmt den Wasserhaushalt des Körpers und die Feuchtigkeit der Haut. Mit einer Kombination aus verschiedenen Säuren – Aminosäuren, Milchsäure, Harnsäure – und Mineralien wie Natrium, Kalium, Calcium, Magnesium, Phosphat und weiteren bisher noch nicht bekannten Stoffen binden die Hornhautzellen Wasser. Diese Kombination bestimmt den natürlichen Feuchtigkeitsgehalt der Haut.

Wenn die Haut Feuchtigkeit verliert

Wie kommt es zum Feuchtigkeitsverlust der Haut? Wie entsteht ein trockenes Hautgefühl? Feuchtigkeitsmangel ist immer Wassermangel. Und der kann verschiedene Ursachen haben.

Völlig unbemerkt und ohne Schwitzen verlieren wir jeden Tag 0,5 bis 1 Liter Flüssigkeit über die Haut. Wenn nun, wie vielfach üblich, Menschen nur dann trinken, wenn sie das Durstgefühl daran erinnert, und die Trinkmenge zu gering ist, bekommt das die Haut als letztes Glied in der Versorgungskette des Körpers in Form von feuchtigkeitsarmer Haut zu spüren. Zur Aufrechterhaltung aller Organfunktionen muss der Körper kontinuierlich mit Wasser versorgt werden. Ein Zuwenig von 1 bis 2 Prozent kann bereits ein Durstgefühl auslösen. Wenn wir dann nicht trinken, drohen Organschäden.

Für diejenigen, die eine feste Vorgabe haben wollen, gibt es eine simple Rechenformel. Pro 10 Kilogramm Körpergewicht beträgt der Wasserbedarf ca. 0,3 Liter am Tag. Bei einem Ausgangsgewicht von 60 Kilogramm wären also täglich mindestens 1,8 Liter Wasser zu trinken. Es darf selbstverständlich auch Kräutertee, Weiß- oder Grüntee sein. Nur Genussmittel wie Kaffee, Limonaden und Alkohol fließen nicht in die Bilanz ein.

Hitze und Sonneneinwirkung erhöhen die Verdunstung gravierend. Und auch Baden im Meerwasser mit hohem Salzgehalt trocknet die Haut aus.

Alkoholkonsum bringt den Flüssigkeitshaushalt durcheinander. Ebenso fördern Gesichtswässer und Kosmetikprodukte mit einem hohen Alkoholgehalt trockene Haut. Körperpflegeprodukte mit synthetischen »Tensiden« stören den Feuchtigkeitsgehalt der Haut. Letztlich nützen sie nur einem: dem Produzenten und Verkäufer spezieller

Cremes, die den Feuchtigkeitsgehalt von außen wieder auf ein Normalmaß anheben sollen.

Wenn die Haut Fett verliert

Der Fettgehalt hängt indirekt mit dem Feuchtigkeitsgehalt der Haut zusammen. Wärme macht den Hauttalg dünnflüssiger. Die Poren öffnen sich, das Hautfett tritt stärker aus. Wärme fördert zugleich die Schweißabsonderung zur Regulierung der Körpertemperatur. Im Winter wird der Hauttalg fester. Die Poren ziehen sich zusammen, um die Wärme im Körper zu halten.

Falsche Körperpflegeprodukte entfernen das körpereigene Hautfett und verhindern eine Selbstfettung der Haut. Wenn dann »reichhaltige« fettreiche Cremes aufgetragen werden, reduziert sich die Produktion des Hautfettes über die Talgdrüsen. Die Haut »spannt« und wird zunehmend abhängig von einer Fettzufuhr von außen. Ein Teufelskreis beginnt: Die kosmetischen Produkte müssen immer »reichhaltiger« werden, die Abhängigkeit erhöht sich weiter.

Hauttypen

Wer hat heute noch eine normale Haut? Wer will überhaupt eine normale Haut haben? Sind wir nicht alle gern empfindlich, supersensitiv, hyperempfindlich? Das sind eher psychologische Fragen, die in vielen Fällen etwas mit Aufmerksamkeit und Anerkennung zu tun haben. Die Bestimmung des Hauttyps ist keine ewig gültige Feststellung und kann sich im Laufe des Lebens ändern.

Den normalen Hauttyp definiere ich so: Die Haut benötigt keine speziellen Produkte aus dem Körper- und

Gesichtspflegeangebot. Wasser und klassische Seife – das war's. Mit klassischer Seife meine ich alkalische Seife wie Kernseife oder Pflanzenseifen auf Natronbasis, wie sie früher üblich waren und heute wieder nachgefragt werden. Normale Haut verfügt über eine natürliche Selbstregulation, d. h. das Verhältnis zwischen Fett und Feuchtigkeit ist ausgeglichen, der Teint und die Poren sind fein. Sie ist robust, pflegeleicht und unkompliziert. Sie trotzt Wärme und Kälte und schützt vor Druck, Stoß und Reibung. Als wichtiges Immun- und Schutzorgan wehrt sie Krankheitserreger und schädliche Chemikalien ab. Eine normale Haut ist eine gesunde Haut.

Doch die »normale« Haut ist selten geworden. Etwa ein Drittel der Gesamtbevölkerung in Deutschland nimmt die eigene Haut als zu trocken wahr. Die Haut dieser Menschen bildet zu wenig Fett und kann rauh, spröde und matt aussehen. Es fehlt ein natürlicher Glanz, und manchmal schuppt sie sich über das Normalmaß hinaus. Oft erzeugt sie ein Spannungsgefühl und neigt zu Juckreiz. Ein trockenes Hautgefühl hängt immer mit dem Wasserhaushalt zusammen, weil die Epidermis zu wenig Wasser speichert.

Trockene Haut wird vor allem durch falsche und übertriebene Körperpflege hervorgerufen. Also durch ein Zuviel an Hygiene, und dies auch noch mit fragwürdigen kosmetischen Substanzen. Viele Menschen in unserer Zivilisation richten ihre Körperpflege nicht nach der Notwendigkeit aus, sondern folgen einem täglichen Ritual und Gewohnheiten. Häufiges Duschen oder Baden schenkt Wohlbefinden und Entspannung, entzieht aber mit chemischen Reinigungsmitteln der Haut Fette, so dass sie tatsächlich immer trockener wird.

Bei der Hälfte der Menschen kann man davon ausgehen – so Statistiken –, dass sie eine eher fettige Haut haben. Bei diesem Hauttyp sind Talgdrüsen und Schweißdrüsen zu aktiv. Die Überproduktion an Fetten und Feuchtigkeit führt zu einem glänzenden Teint und Hautunreinheiten. Die Hautporen sind meist vergrößert. Das Hautmilieu bietet für Pickel und Akne einen idealen Nährboden und erhöht die Entzündungsbereitschaft. Aus kosmetischer Sicht werden alkoholische Gesichtswässer oder Reinigungsschaum empfohlen, die das Fett aufsaugen. Als Pflegeprodukte bietet der Markt »leichte« Cremes mit einem geringen Fettanteil und viel Wasser.

Aus gesundheitlicher Sicht sehe ich die »fettige« Haut mit anderen Augen. Menschen mit diesen Hautmerkmalen sind in der Regel »Ausleitungstypen«. Ihre Haut scheidet sehr viel aus dem Körperinneren aus. Viel wichtiger als die kosmetische Behandlung von Unreinheiten oder Pickeln ist also die Frage: Warum leitet der Körper so viel über die Haut aus? Welche Stoffe überfordern Niere und Darm so sehr, dass sie sich in der Haut ablagern und über die Haut ausgeschieden werden müssen? Wir kommen auf diese Frage später noch einmal zurück. Als kleiner Denkanstoß mag vorerst ein chinesisches Sprichwort dienen, das sagt:

> Was die Lunge nicht ausscheiden kann, muss der Darm ausscheiden.
> Was der Darm nicht ausscheiden kann, muss die Niere ausscheiden.
> Was die Niere nicht ausscheiden kann, muss die Haut ausscheiden.
> Was die Haut nicht ausscheiden kann, führt zum Tode.

Bei einer trockenen und gleichzeitig fettigen Haut spricht man von einer Mischhaut. Die Gesichtsmitte im Bereich von Stirn, Nase und Kinn zeigt sich überfettet, während die übrigen Gesichtspartien eher ein zu trockenes Hautbild aufweisen. Je nach Hautareal ist hier die Talgdrüsenproduktion unterschiedlich. Die *T-Zone*, d. h. Stirn, Nase und Kinn, wird kosmetisch wie eine fettige und die Wangenpartie wie eine trockene Haut behandelt.

Hautalterung

Wie die Haut bei jedem Menschen anders beschaffen ist, so vollzieht sich auch ihr Alterungsprozess ganz individuell. Er ist von vielen Faktoren der Lebensführung, der Umwelt und der genetischen Disposition abhängig. Im Prinzip gibt es zwei bestimmende Parameter: die Lichtalterung durch UV-Strahlung und die Zeitalterung. Der natürliche Alterungsprozess setzt bereits ab dem fünfundzwanzigsten Lebensjahr ein, und im Alter von vierzig Jahren hat sich der Sauerstoffanteil in den Hautzellen bei vielen Menschen bereits halbiert. Die Kapillargefäße reduzieren sich, die Mikrozirkulation nimmt ab, und die Haut wird weniger ernährt. Sie wird dünner und durchscheinender.

Weitere Veränderungen der Altershaut sind schwindende Festigkeit und abnehmende Elastizität. Optisch machen sich unregelmäßige Pigmentierungen und Altersflecken bemerkbar. Die Abwehrkräfte schwinden, die Wundheilung verläuft langsamer, und die Talgsekretion verringert sich. Diese Merkmale sind typisch für eine Haut, die physiologisch zunehmend altert und faltig wird.

Der Einfluss von ultraviolettem Licht kann die Zeitalterung deutlich beschleunigen. Während frühere Forschungen zu dem Ergebnis kamen, dass der kurzwellige UVB-Anteil des Sonnenlichtes hauptsächlich Ursache der Lichtalterung sei, wissen wir heute, dass die scheinbar harmlosen UVA-Strahlen wesentlich tiefer in die Hautschichten eindringen und dort den Zwischenzellraum und die Zellen negativ beeinflussen. Sonnenschutzmittel mit hohem UVB-Schutzfaktor bringen gleichzeitig eine hohe UVA-Belastung mit sich. Unkontrollierter Sonnenkult degeneriert das Stützgerüst der Haut, das aus Kollagen und Elastin aufgebaut ist. Die Zellen produzieren immer weniger Kollagen, was sich bei Sonnenanbetern meist in einer stärkeren Faltenbildung ausdrückt. Ihre Haut ist oft ledrig gegerbt und deutlich »vorgealtert«.

Falten

Falten sind das sichtbare Zeichen des Alters. Deshalb passen Falten nicht in die Welt des schönen Scheins, die von Jugendlichkeit und Dynamik geprägt ist. Einer der Hauptgründe, warum teure Kosmetikprodukte gekauft werden, liegt sicher in der Illusion, dass diese Cremes Falten verhindern oder mindern sollen. In den Bezeichnungen Anti-Falten-Creme oder Anti-Aging-Creme liegt eine Verheißung, an die die meisten Verwender nicht ernsthaft glauben, obwohl sie immer wieder die vermeintlichen Glattmacher kaufen.

Wie entstehen Falten? Muskeln des Skeletts verlaufen von Knochen zu Knochen und ermöglichen durch Kontraktion und Dehnung unsere Beweglichkeit. Die Gesichts- und Halsmuskeln sind entweder nur an einem Knochen fixiert, oder sie liegen frei in der Haut. Beim Zusammenziehen werfen sie die Gesichtshaut in Falten, die quer zur Muskelrichtung verlaufen. Mit zunehmendem Alter prägen die mimischen Falten den Gesichtsausdruck und manifestieren sich. Achten Sie bitte auf Ihre Mundpartie und stets gute Laune, sonst kann es Ihnen passieren, dass hängende Mundfalten zum charakteristischen Bild gehören. Das Dumme an den »freischwebenden« Gesichtsmuskeln ist nämlich, dass sich die Falten durch das ständige Zusammenziehen und Dehnen an den gleichen Stellen immer tiefer in die Lederhaut eingraben.

Das gilt ebenso für die Augenpartie. Durch das ständige Sehen und Blinzeln gegen das Licht treten Fältchen in den äußeren Augenwinkeln auf. Die Verlängerung dieser Fältchen nach außen hin geschieht durch Muskelstränge, die beim Lächeln oder Lachen betätigt werden. Insofern handelt es sich hier um sympathische Lachfalten, von denen eigentlich niemand genug haben kann. Trotzdem ist das Verlangen nach Augenfaltencremes ungebrochen hoch.

Faktisch gibt es keine Anti-Falten-Creme, von der Sie ernsthaft etwas erwarten dürfen. Weder lassen sich Falten mit einem kosmetischen Produkt verhindern, noch lässt sich der Alterungsprozess beeinflussen.

Dagegen bestätigen Untersuchungen, dass sich die Faltenbildung auf den Lebensstil zurückführen lässt. Konkret heißt das: Achten Sie auf Ihre Ernährung, und schränken Sie den Zuckerkonsum ein. Neben den bekannten Verdächtigen wie UV-Strahlung, Nikotin und Alkohol spielt der Zuckerkonsum eine entscheidende Rolle. Bei erhöhtem Genuss kann eine Verzuckerung von Gewebsfasern entstehen, die den ganzen Körper betrifft und auch die Haut erreicht. Zuckerstoffe, die nicht vom Körper verbrannt werden, können die Proteinfasern der Haut verkleben und verhärten. Das Reparatursystem arbeitet dann nicht mehr richtig, und in Folge bilden sich vermehrt Falten. Wir kommen im Kapitel »Was macht unsere Haut krank?« noch einmal darauf zu sprechen.

Regeneration über Nacht

Jede Zelle unseres Körpers benötigt eine Regeneration über Nacht. Das gilt selbstverständlich auch für unsere Hautzellen. Tatsächlich ist der »Schönheitsschlaf« eines der wichtigsten kosmetischen Produkte für die Hautregeneration. In der Tiefschlafphase erneuern sich die Hautzellen am besten. Ein ausreichendes Schlafpensum ist in vielerlei Hinsicht ein ganz entscheidendes Kriterium. Neue Kraft und Frische beziehen sich nicht nur auf körperliche Erholung und Leistungsfähigkeit. Auch Geistesgegenwart und psychische Ausgeglichenheit brauchen als Voraussetzung das gedankliche Abschalten des Verstandes.

Die Haut lebt von der Dynamik der Zellerneuerung, die die lebensnotwendige Schutzfunktion des Körpers immer wieder herstellt. In der Basalzellschicht existieren ca. 20 Prozent Mutterzellen, die sich nach dem Bedarf zum Aufbau der Hornschicht teilen. Diese Verdopplungsphase der Zellen dauert nur wenige Stunden und findet hauptsächlich in der Ruhephase über Nacht statt. Die Zellaktivität in der Nacht ist der optimale und ungestörte Zeitpunkt, weil keine äußeren Einflüsse einwirken.

Auch die Schweißdrüsen der Haut drücken sich nicht vor Nachtschichten. Während des Einschlafens sind sie sogar am fleißigsten. Über Nacht verlieren wir 0,5 bis 1 Liter Flüssigkeit, die zu zwei Dritteln von der Schlafbekleidung, Bettwäsche und Matratze aufgefangen werden. Der Rest verdunstet in der Raumatmosphäre. Wegen unserer Ausdünstungen liegen die Bettgestelle hoch und lassen entsprechend Bodenfreiheit zwischen Lattenrost und Fußboden. Andernfalls würde sich Feuchtigkeit unter der Matratze bilden, wenn die Luftzirkulation nicht gegeben wäre.

Für die Zirkulation und damit für die Hautregeneration während der Nachtruhe ist die Materialqualität der gesamten Bettausstattung wichtig. Sie kennen bestimmt das angenehme Wohlbefinden, sich in frisch bezogene Bettwäsche einzukuscheln. Fühlt sich der Mensch in seiner Wäsche wohl, ist auch der Schlaf erholsam. Bedenken Sie bitte, wie viel Lebenszeit wir im Bett verbringen. Wer an Matratze, Bettdecke, Kissen und Bezügen spart, tut seiner Gesamtregeneration, seinem Immunsystem und seiner Haut keinen Gefallen. Stimmt die Bettausstattung, die Raumtemperatur und Schlaflage nicht, ist eine optimale Regeneration nicht gewährleistet. Ist das Material nicht atmungsaktiv, funktionieren die Wärme- und Kälterezeptoren der Haut unzureichend und verhindern mit Frieren und Schwitzen eine angenehme Nachtruhe.

Die Haut im Tagesrhythmus

Unsere Organe arbeiten nach einem festen Zeitrhythmus. Die Organuhr bildet den Arbeitstakt analog zu unserem Zeitzifferblatt anschaulich ab. Unser Körper folgt seinen eigenen Terminplänen. Zu unterschiedlichen Uhrzeiten laufen im Organismus verschiedene Prozesse ab. So hat die Haut ihren Stundenplan im täglichen Rhythmus, der individuelle Abweichungen und fließende Übergänge zulässt. Die beste Zeit für unseren Schönheitsschlaf liegt zwischen 23 Uhr bis 4 Uhr in den Morgenstunden. In dieser Tiefschlafphase teilen sich die Zellen achtmal häufiger als zur Tageszeit. Wachstumshormone werden ausgeschüttet, und der Gegenspieler Kortisol befindet sich in geringer Konzentration im Blut. Um Mitternacht ist die Enzymbildung in der Epidermis am höchsten.

Gegen 5 Uhr morgens nehmen die Nieren ihre Tätigkeit

auf. Die Nebennierenrinde schüttet das körpereigene Stresshormon Kortisol ins Blut aus, um den Körper zu wecken. Eine Stunde später hat der Kortisolspiegel seinen Maximalwert erreicht. Blutdruck, Adrenalinspiegel und Körpertemperatur steigen, und der Kreislauf fährt nach oben. Wer am Morgen mit geschwollenen Augenlidern aufwacht, merkt, dass die Lymphe gegen 7 Uhr nur träge fließt. Um 8 Uhr ist die Haut gut durchblutet, und der Hormonspiegel erreicht seinen Höhepunkt.

Zwischen 9 und 10 Uhr erreicht die Haut ihren Leistungszenit und baut die stärksten Abwehrkräfte auf. Zwischen 11 und 12 Uhr kommt die Zeit der Talgdrüsen. Der Glanzeffekt auf der Haut ist jetzt am größten. Nägel und Haare wachsen kurz vor Mittag am kräftigsten. Viele Menschen erreichen zu dieser Zeit auch ihre beste körperliche und psychische Leistungsfähigkeit. Auf Reizstoffe kann die Haut in dieser Phase heftiger reagieren. Nach der Mittagspause sinken Hormonspiegel und Blutdruck. Der Tagestiefpunkt macht sich bemerkbar. Das ist die Zeit für einen Kurzschlaf, der die Müdigkeit verbannt und die Gesichtszüge entspannt. Auch die Haut nimmt sich ihre Ruhepause.

Danach naht das zweite Tageshoch mit starker Herz- und Lungenleistung und folglich guter Sauerstoffversorgung des ganzen Körpers. Für sportliche Naturen ist der Trainingseffekt jetzt höher als am Vormittag. Am Spätnachmittag gegen 17 Uhr beginnt die Bauchspeicheldrüse mit ihrer aktivsten Arbeit und sorgt für eine optimale Nährstoffverwertung. Die Haut zeigt sich sehr aufnahmebereit. Eine Stunde später ist die Schmerzempfindlichkeit besonders gering. Für eine Haarepilation oder zum Augenbrauenzupfen ist um 18 Uhr die günstigste Zeit. Der Organismus ist nervlich stabil, weil die Ruhespannung der Nervenfasern am frühen Abend höher ist als zu anderen Zeiten.

Berührung der Haut

Fühlen und Wohlfühlen sind ganz eng mit unserer Haut verbunden. Unsere Haut als hochspezialisiertes und wichtigstes Sinnesorgan enthält Rezeptoren für Schmerz, Druck, Kälte und Wärme. Jede Temperaturschwankung, jeden Windhauch, jede Berührung nehmen wir über die Hautflächen wahr. Ohne diese »Fühler« könnten wir keine Berührung empfinden. Die Rezeptoren nehmen Empfindungen auf und leiten sie an das Gehirn weiter. Auch Körperhaare liefern Berührungsinformationen, weil Nervenenden an ihrer Wurzel jede »Streicheleinheit« melden.

Die ganze Hautfläche reagiert auf zarteste Berührungsimpulse, doch sitzen die meisten Tastsensoren in Lippen und Zunge. Der Tastsinn ist der erste und der letzte Sinn. Er entwickelt sich bereits in der achten Schwangerschaftswoche und ist bei der Geburt der am weitesten entwickelte Sinn des Babys. Deshalb nehmen Babys und Kleinkinder alles in den Mund: So lernen sie ihre Umgebung kennen. Später ertasten sie die Welt mit ihren Fingerspitzen. Die Signale werden über das Rückenmark und Gehirn an die Nervenzellen weitergeleitet.

Körperliche Berührung ist für Neugeborene und Säuglinge enorm wichtig für die spätere Entwicklung. Vom ersten Lebenstag an braucht der Mensch Hautkontakt, um sich angenommen zu fühlen. Ohne Hautkontakt und Berührung stirbt der Mensch. Hautkontakt verschafft Kindern Sicherheit, Geborgenheit und Liebe. Berührung beruhigt den Puls, nimmt Ängste und stärkt das Immunsystem. Eltern wissen, dass eine sanfte Massage des empfindsamen Oberbauches ein Baby beruhigen und Bauchschmerzen verhindern kann.

Berührungen mit der Hand geben ohnehin eine Menge an Informationen. Achten Sie bitte einmal genau auf Körperhaltung, Mimik und Gestik bei Politikern, Sportlern oder anderen Prominenten des öffentlichen Lebens, wenn sie beim Händeschütteln fotografiert werden. Wer reicht sich die Hand? Wie reichen sie sich die Hand? Wie ist der Händedruck? Unsere Hände sorgen für eine große Bewegungsvielfalt und festen Griff. Sie zeigen, greifen, streicheln und verleihen uns das nötigen »Fingerspitzengefühl« für die haptische Wahrnehmung. Wie fühlen sich Gegenstände an? Wie fühlt sich die Haut unterschiedlicher Menschen an? Welche Empfindungen löst die Berührung Haut auf Haut aus? Gut zu wissen, dass es bisher noch nicht gelungen ist, Roboterhände so vielfältig und exakt greifen zu lassen, wie es der Mensch kann, vom Fühlen und den damit verbundenen Gefühlen ganz zu schweigen.

Wenn die Haut gestreichelt wird, ist das meist Balsam für die Seele. In Deutschland lebt ein Viertel der Menschen allein. Es gibt Menschen, die haben alles, nur keinen Partner. Auffallend viel junge Frauen sind Single und treffen sich hauptsächlich mit Freundinnen, weil sich kaum Männer finden, die die Ansprüche selbstbewusster, gebildeter und wirtschaftlich unabhängiger Frauen erfüllen. Berührung bleibt dann oft auf der Strecke. In diese Lücke springen Dienstleister, die Zärtlichkeiten nach Stundensatz abrechnen.

Wohlfühlen und Heilen über die Berührung nutzen auch Therapeuten und Heiler in der Alternativmedizin. Handauflegen ist uns in der abendländischen Kultur durch die Bibel bekannt – beim Segnen wird es heute noch praktiziert. Und viele Menschen wissen aus eigener Erfahrung, welche Kräfte über die Hände auf eine Person übertragen werden können, wenn der »direkte Draht« zur geistigen Welt vorhanden ist. Diese Fähigkeiten kann theoretisch jeder Mensch kostenlos abrufen, denn jeder trägt das Göttliche in sich.

Ohne zu tief in diese Sphäre eintauchen zu wollen: Physiotherapeuten leisten mit ihren Händen mehr, als nur verspannte Muskelbereiche oder blockierte Gelenke zu lösen. Es stellt sich nicht nur eine körperliche, sondern auch geistige Nähe ein. Sie verspüren neben der rein mechanischen und mitunter auch körperlich anstrengenden Arbeit durch die Berührung je nach Patient »negative« Energien oder wecken Emotionen, die unter der Haut in Form von Verhärtungen weggepackt worden sind.

In vielen Fachrichtungen der Medizin hat die diagnostische Apparatemedizin mit Ultraschallgerät oder Computertomographie die ärztliche Hand verdrängt. Dabei sagen Berührungen mit der Hand eine Menge über einen Patienten aus. Berühmtes Beispiel hierfür ist ein ehemaliger bekannter Münchener Mannschaftsarzt und Sportmediziner, der ein besonderes Einfühlungsvermögen hat und blitzschnell eine Diagnose stellen kann. Seine Untersuchungsmethode fußt auf Spüren und Tasten mit den Fingern und beruht auf der Verlässlichkeit seiner abgespeicherten Erfahrungen.

Die Sprache der Haut

Die Haut spiegelt nicht nur den Zustand innerer Organe äußerlich wider. Psychische Abläufe und Reaktionen lassen sich an ihr erkennen. Wer vor Wut platzt, könnte »aus der Haut fahren«. Wer nicht aus seiner Haut kann, wird nicht anders handeln, als es seiner Veranlagung entspricht. Wenn uns etwas »unter die Haut geht«, lösen Ereignisse starke Emotionen aus. Und manchmal ist es nötig, sich ein »dickes Fell« zuzulegen.

Und weil ich einmal bei Redewendungen bin, die mit Haut und Haar zu tun haben, darf eine aus dem Mittelalter nicht fehlen. »Das geht auf keine Kuhhaut!«, sagen wir heute noch, wenn etwas den Rahmen sprengt und als unerhört empfunden wird. Früher schrieb man auf Häute von Ziegen, Kälbern und Schafen. Der Platz war begrenzt, und wenn eine Kuhhaut nicht ausreichte, musste es etwas Enormes sein.

»Auf der faulen Haut liegen« meint im Übrigen nicht die eigene Haut. Der römische Historiker Tacitus beschrieb das Leben der Germanen. Von den Kriegern schreibt er, dass sie faul auf ihren Bärenfellen lagen, wenn sie nicht auf der Jagd oder auf einem Kriegszug waren.

Auch Gefühle offenbaren sich über die Haut. Der Mensch kann es nicht willentlich beeinflussen, wenn er vor Scham errötet, kreidebleich wird vor Schreck oder hektische Flecken durch Aufregung bekommt. Selbst die Nackenhaare sträuben sich vor Entsetzen, und manch rührende Situation und Ergriffenheit macht Gänsehaut. Ob eine Filmszene, Musik oder eine Rede, die die Herzen berührt: Gänsehaut-Feeling ist phantastisch.

Wissenschaftler gehen heute davon aus, dass Hautreaktionen nicht zufällig entstehen. Sie sehen die Haut als ein Projektionsfeld körperlicher und seelischer Probleme, das immer dann reagiert, wenn das individuelle Maß an körperlichem oder seelischem Stress überschritten wurde. Schmerzt die Seele, so reagiert die Haut. Mit Rötungen, Schwellungen und Entzündungen signalisiert sie, dass etwas im Innenleben nicht in Balance ist. Je nach Intensität des seelischen Kummers reagiert auch die Haut mit heftigen Symptomen. Das Spektrum reicht von harmlosen Hautreaktionen, die innerhalb kurzer Zeit wieder verschwinden, über Juckreiz bis zu chronisch geschädigten Hautstrukturen.

Die sichtbare Reaktion der Haut fordert uns auf, eine Lösung für das unsichtbare Problem zu finden. Die Haut macht emotionale und psychische Konflikte sichtbar, die die Seele nicht verarbeiten kann. Haut und Nervensystem entstehen bei der Bildung des Embryos aus der gleichen Zellenart, was auf eine enge Verbindung zwischen Seele und Haut hindeutet. Heute weiß die Psychodermatologie, dass die Nervenenden bis in die obersten Hautschichten reichen. Dort finden die Entzündungen statt, und viele Hauterkrankungen von Akne bis Warzen lassen sich dadurch erklären.

Doch es geht auch andersherum: Ein schlechtes Hautbild und Hautkrankheiten können die Seele belasten. So verwundert es nicht, wenn bei einer Studie der Erasmus-Universität in Amsterdam ausgewertete Daten bei 28 Prozent von zwölfhundert Psoriasis-Patienten depressive Verstimmungen und bei 19 Prozent eine klinische Diagnose der Depression belegten.

Einer der größten Feinde unserer Haut ist der Stress. Bei Stress gleich welcher Art bekommen sensible Menschen hektische Flecken im Gesicht oder am Hals und fangen an zu schwitzen. Bei Empfindlichen kann das Gewebshormon Histamin frei werden und Juckreiz hervorrufen. Durch das Histamin, welches eine Überreaktion der Immunabwehr anzeigt, erhalten bestimmte Hautkrankheiten und Allergien durch Anspannung einen regelrechten Schub. Sie klingen erst wieder im Entspannungszustand ab.

Bestehende Hautleiden verschlimmern sich unter Stress ebenfalls. Werden Menschen mit Neurodermitis oder Schuppenflechte *(Psoriasis)* unter Stress gesetzt, sind bereits nach zehn Minuten vermehrt Entzündungszellen in ihrem Blut aktiviert. Auf der Haut dieser Patienten werden innere Anspannungen offensichtlicher. Ähnliche Ergebnisse brachten Versuche mit Lippenherpes. Einer Gruppe zeigte man Fotos, die Ekel auslösten, den anderen

Probanden Fotos von Blumenwiesen. Die Forscher konnten das Ergebnis regelrecht von den Lippen ablesen. Bei 40 Prozent derjenigen, die unschöne Bilder sahen, blühten Herpesbläschen auf, und die Entzündungswerte waren erhöht. Bei der anderen Gruppe war kein Herpes mehr festzustellen.

3

Haut und Bindegewebe

Das Bindegewebe, ein unterschätztes Organ

Für eine gesunde Haut und ein schönes Hautbild ist das Bindegewebe von entscheidender Bedeutung. Die Haut ist direkt mit dem Bindegewebe verbunden oder, exakter formuliert, das Bindegewebe ist jenes Grundgerüst im Körper, das alles miteinander verbindet. Es durchzieht den gesamten Organismus und ist überall zu finden, innerhalb und außerhalb der Organe, in der Muskulatur, in den Knochen und in der Haut. Für dieses wichtige Organ fühlte sich früher weder die Medizin noch die Kosmetik zuständig. Heute kommt keine Berufsgruppe, die sich mit Gesundheit und Schönheit beschäftigt, an der Bedeutung dieses unterschätzten Organs vorbei. Will ein Arzt, ein Dermatologe oder eine Kosmetikerin therapeutisch erfolgreich sein und eine Lösung für Patienten bzw. Kunden finden, dann muss das Bindegewebe in Augenschein genommen werden. Denn vom Zustand dieses Organs ist der gesamte Stoffwechsel abhängig.

Das Bindegewebe übernimmt eine stützende und stabilisierende Funktion im Körper, sorgt für einen nötigen Abstand der Organe zueinander und umhüllt diese. Bereits im Embryonalstadium entwickelt sich das Grundgerüst als Grundlage für das Wachstum im Mutterleib aus embryonalem Bindegewebe und einzelnen Zellen zu einem netzartigen Geflecht. Im Laufe der Entwicklung entstehen Gefäße, Knochenzellen, Knochenbildungszellen, Knorpelzellen und Knorpelbildungszellen.

Die Stabilität, Dehnfähigkeit und Elastizität des Gewebes wird von Fasern bestimmt. Kollagene Fasern haben einen quergestreiften Verlauf im Gewebe und sind deshalb extrem zugfest. Elastische Fasern bestehen aus dem Zuckerprotein *Fibrillin* und dem Protein *Elastin*. *Elastin* kennen Sie aus dem Alltag als Beimischung von ca. 5 Prozent in Textilfasern. Es bewirkt die hohe Elastizität und kehrt nach der Dehnung wieder in die ursprüngliche Ausgangslage des Stoffes zurück. Genauso dürfen Sie sich die elastischen Fasern in unserem Gewebe vorstellen. Beide Faserarten, kollagene und elastische Fasern, wirken im Bindegewebe zusammen und bedingen die Straffheit der Haut.

Verschiedene Arten von Bindegewebe

Je nach Zusammensetzung unterscheiden sich verschiedene Arten von Bindegewebe in unserem Körper. Der Anteil der Fasern und die Struktur können erblich bedingt variieren und entsprechend das Hautbild beeinflussen.

Das lockere »retikuläre« Bindegewebe enthält wenige Fasern und schafft Raum für freie Immunzellen. Diese lockere Gewebeart umhüllt beispielsweise die Lymphbahnen und -knoten und beseitigt Mikroorganismen und Fremdkörper aus dem Bereich zwischen den Zellen.

Das elastische Bindegewebe ist ausgerichtet auf starke Dehnungen und Streckungen. Es enthält sehr viel Elastin und umgibt z. B. Lunge, Aorta und Gallenblase.

Im locker-faserigen Bindegewebe überwiegt die Grundsubstanz, die wir uns noch genauer anschauen. Diese Gewebeart ist am häufigsten im Körper vorhanden. Sie ist faser- und zellreich und füllt den Zwischenzellraum aus. Das locker-faserige Bindegewebe speichert Wasser und fungiert als Verschiebeschicht zwischen einzelnen Bindegewebs- und Hautschichten. Diese Fähigkeit nutzt beispielsweise die Physiotherapie bei bestimmten Massagetechniken, um Giftstoffe abzuleiten.

Das straff-faserige Bindegewebe enthält besonders viele kollagene Fasern und weniger Grundsubstanz. Die geflechtartige Struktur ist Bestandteil der Haut und bewirkt durch den parallelen Verlauf deren Reiß- und Zugfestigkeit. Die parallele Faserstruktur bildet Sehnen und Bänder.

Fettgewebe ist ein besonderes Bindegewebe. Es enthält kein Kollagen und kaum Intrazellulärsubstanz. Die Fettzellen speichern Energie und dienen der Wärmeisolierung des Körpers.

Der Zellstoffwechsel

Viel wichtiger als die anatomischen Gegebenheiten des Bindegewebes ist im Zusammenhang dieses Buches die Bindegewebsflüssigkeit bzw. die Zwischenzellflüssigkeit, die in der medizinischen Forschung als extrazelluläre Matrix (EZM) oder Grundsubstanz-Matrix bezeichnet wird. Sie bildet das Lebensmilieu aller Zellen und ist für den Nährstoff- und Informationsaustausch zwischen den Zellen eminent wichtig. In der Medizin wird der Zwischenzellraum auch als Pischinger Raum bezeichnet, nach seinem »Entdecker«, dem österreichischen Arzt Alfred Pischinger (1899–1983).

Jede einzelne Zelle ist von einer flüssigen Struktur (Grundsubstanz-Matrix) umgeben, durch die der gesamte Stoffaustausch stattfindet. Keine Zelle wird von Blut- oder Lymphgefäßen direkt versorgt, Nährstoffe und

Sauerstoff müssen immer erst die Grundsubstanz passieren. In den Bindegewebszellen wird diese alles entscheidende Grundsubstanz gebildet. Über die Zwischenzellflüssigkeit sind alle Zellen, vegetatives und zentrales Nervensystem, Hormonsystem, Blutkreislauf und Lymphsystem miteinander vernetzt. Für den Stoffwechsel, sprich Nährstoffaustausch, bedarf es einer konstanten Ionenkonzentration und eines basischen Milieus mit einem pH-Wert von 7,4. Dann arbeitet die Zwischenzellflüssigkeit am besten. Sie verfügt über eine gute Leitfähigkeit für Informationen: Die Zellkommunikation, die Säure-Basen-Regulation, der osmotische Druck und jeder Nervenreiz – all das fließt über diese wässrige, leicht basische Sole.

Die Grundsubstanz ist mit einem maschenförmigen Sieb aus Zucker-Proteinen durchzogen. Dieses Sieb wirkt wie ein Filter, in dem über das Blut transportierte Schadstoffe hängenbleiben, bevor sie die Zellen erreichen. Genauso bewegen sich verbrauchte Stoffe wieder aus der Zelle heraus. Nur Moleküle einer bestimmten Größe können dieses Sieb passieren.

Damit ist klar, dass eine gesunde, freie Grundsubstanz oder Zwischenzellflüssigkeit von entscheidender Bedeutung für die Gesundheit unseres gesamten Körpers und auch unserer Haut ist. Eine vollwertige, abwechslungsreiche, überwiegend basische Ernährung mit in natürlicher Form gebundenen Mineralien und Spurenelementen, Vitaminen und sekundären Pflanzenstoffen, eine effiziente Nährstoffverwertung und Energiegewinnung und gut arbeitende Ausleitungsmechanismen garantieren in der Regel dieses gute Funktionieren. Zur Ausleitung müssen die klassischen Entgiftungsorgane Leber, Lunge, Niere, Darm und Haut topfit und gesund sein. Wird die Ausleitungskapazität der Organe dauerhaft überfordert, lagert sich der

Überschuss in Form gebundener Neutralsalze im Bindegewebe ab.

Im Sprachgebrauch hat sich für diese Ablagerungen im Bindegewebe das Wort »Schlacken« durchgesetzt. Kosmetikerinnen sprechen manchmal auch von einer »Versulzung des Gewebes«, und in der Sportmedizin ist derzeit das Thema »Verklebung der Faszien« ganz aktuell.

Was passiert aber, wenn sich solche Schlacken ablagern? Die Zwischenzellflüssigkeit verdichtet sich, und der basische pH-Wert 7,4 tendiert Richtung Neutralwert 7,0 oder gar in den sauren Bereich. Damit jedoch verliert das Molekularsieb einen Teil seiner Filterfunktion. Eine Gewebeübersäuerung *(Azidose)* schwächt das Immunsystem und begünstigt Zivilisationskrankheiten. Auch Tumorzellen werden vom Zustand der sie umgebenden extrazellulären Grundsubstanz beeinflusst.

Obwohl die »Verschlackung« in den letzten fünfzig Jahren vielfach wissenschaftlich nachgewiesen wurde, wird sie noch nicht offiziell von der Lehrmedizin anerkannt und demzufolge nicht grundsätzlich in die Therapie von Befindlichkeitsstörungen und Krankheiten einbezogen.

Verschlacktes Bindegewebe – Cellulite

Jeder Mensch hat seine individuelle Grundregulation, auf die er mit seiner Lebensweise Einfluss nehmen kann. Das Bindegewebe ist unter anderem dazu da, das Gleichgewicht zwischen Säuren und Basen zu erhalten. Kommt es zu einer Ablagerung von überschüssigen Säuren im Bindegewebe, dann ist das ein Zeichen, dass die Ausscheidungsorgane ihre Kapazitätsgrenze erreicht haben. Der Organismus hilft sich, indem er diesen Säureüberschuss im

Bindegewebe zwischenlagert. Sind die Organe wieder entlastet, werden mit dem nächsten Blutstrom die neutralisierten Salze aus dem Bindegewebe frei und aus dem Körper gespült.

Ist der Organismus und damit das Bindegewebe nun aber dauerhaft mit Säuren überlastet, dann bekommt das Blut Schwierigkeiten, seine saure Last abzugeben. Die alten neutralisierten Säuren manifestieren sich im Bindegewebe und verhärten. Über die normale Säure-Basen-Regulation sind sie nicht mehr löslich. Der Platz für neuen Säureüberschuss ist begrenzt. Sind ausreichend Mineralien vorhanden, können die Säuren gebunden werden. Ist dem nicht so, ist das Zwischenzellgewebe nicht mehr in der Lage, weitere Säuren abzupuffern. Die Übersäuerung des Zwischenzellraumes zerstört die Gewebestruktur, und auf der Haut wird dies in Form von Geweberissen oder Cellulite in unterschiedlicher Ausprägung sichtbar und fühlbar.

Medizinisch gesehen ist Cellulite nur ein kosmetischer Befund und keine Krankheit. Die Cellulite beruht auf einer Zunahme von Fettvolumen im Unterhautfettgewebe und auf der schon beschriebenen Störung des Bindegewebes. Der Körper lagert bei unvernünftiger Lebensweise als Notfallmaßnahme seinen Säureüberschuss im Zwischenzellraum ab, die Wasser-Säuren-Eiweißverbindungen docken vorzugsweise an Fettzellen an, die dadurch mehr Platz brauchen und die parallel verlaufenden Bindegewebsfasern beiseiteschieben. Die Haut wölbt sich zu einer unschönen Erscheinungsform.

Nach der bekannten Klassifizierung gibt es drei Stadien und Ausprägungen der Cellulite. Leichte Cellulite (Stadium 1) zeigt ein unregelmäßiges Hautbild mit schwacher Wölbung beim Kneiftest. Das Bindegewebe und seine Fasern sind kaum verändert. Die Strömungsverhältnisse in den kleinen Arterien und Venen lassen etwas nach. Die

Durchblutung wird schwächer, weshalb sich ein Cellulite-Gewebe kühler anfühlt als die übrige Haut. Bei einer mittelschweren Cellulite (Stadium 2) sind die Wölbungen in der Epidermis zu sehen. Das Bindegewebe lässt nach, und die Bindegewebsstränge stehen durch die vergrößerten Unterhautfettzellen unter Druck. Merkmale einer schweren Cellulite (Stadium 3) sind deutlich verstärkte Symptome von Stadium 2 bei gleichzeitig verschlechterter Mikrozirkulation.

Wer die unschönen Dellen auf der Haut loswerden will, darf sich nicht auf ein Wundermittel der Kosmetikindustrie verlassen. Das gibt es nämlich nicht. Es gibt aber Möglichkeiten, die das Hautbild erheblich verbessern. Durch Bewegung und gezieltes Muskeltraining der Po-Oberschenkel-Hüftregion können die Fettdepots klein gehalten werden. Körperliche Aktivität in gemäßigter Form verbraucht Energie und damit Fett. An den Problemzonen gilt es, die Muskulatur gezielt zu stärken und Fettreserven zu verbrennen. Nicht zuletzt strafft Sport im Ausdauerbereich das Gewebe.

In Kombination mit Bewegung und Sport lohnt es sich, im Sinne der Gesundheit und Vitalität über eine hautfreundliche Ernährung nachzudenken. Basische Lebensmittel beugen einer Übersäuerung des Körpers vor. Über reichlich Wasser und ungesüßte Kräutertees freut sich die Haut. Anregende Massagen oder Körperbürsten regen die Durchblutung, den Lymphfluss und Abtransport von Schlacken aus dem Bindegewebe an. Eine Kombination aus Ernährungsumstellung, wirkungsvoller Entschlackungskur, Bewegung und Disziplin reduziert Cellulite und formt eine attraktive, straffe Silhouette.

4

Gibt es einen Säureschutzmantel?

Einflussfaktoren auf die Bakterienkultur der Haut

Das Milieu auf unserer Haut schafft als Biotop Lebensraum für unzählige Mikroorganismen wie Bakterien und Pilze. Sie bilden eine natürliche Hautflora, die uns vor der Besiedelung krank machender Keime schützt. Auf jedem Quadratzentimeter leben zwischen 100 und 10 000 Mikroben. Aktuelle Forschungsergebnisse belegen, dass sich das individuelle Biotop von Mensch zu Mensch erheblich unterscheidet. Außerdem kann sich die Hautflora durch Umwelt- oder bakterielle Einflüsse erheblich verändern. Wasser und Seife haben auf die natürliche Hautflora jedoch kaum Einfluss. Menschen, die sich häufig waschen, entfernen zwar unter Umständen krank machende Keime, an ihrer individuellen Keimbesiedlung ändern sie aber kaum etwas.

Der Wassergehalt der Haut beeinflusst ihre Barrierefunktion, ihre Durchlässigkeit und Spannung. Wesentlich sind weiterhin die Schweißdrüsensekretion und die Wasserbindungsfähigkeit der Hornschicht. Der Feuchtigkeitsgehalt der Haut ist in der Achselhöhle und in den Zehzwischenräumen am höchsten. Deshalb sind diese Bereiche verstärkt von Organismen besiedelt, die ein feuchtwarmes Milieu benötigen.

Das Säuremantel-Konzept

Bereits 1882 stellte der Schweizer Hautforscher Ernst Heuss fest, dass Schweiß auf der gesamten Hautfläche in verschiedener Intensität sauer reagiert. Diese Feststellung gilt bis heute. Im Jahre 1928 veröffentlichte der Freiburger Arzt Alfred Marchionini zusammen mit seinem Lehrer A. Schade in der *Klinischen Wochenschrift* eine Arbeit mit dem Titel »Der Säuremantel der Haut«. Ich gebe die wichtigsten Erkenntnisse des Säuremantel-Konzepts von Marchionini hier aus der Originalpublikation nach H. C. Korting (Korting zählt zu den Anhängern der »sauren« These) wieder.

Jede Reinigung, wie z. B. die Waschung der Haut mit Seife oder auch die einfache Spülung mit Wasser, verändert die Oberflächenreaktion. Um dies zu vermeiden, verzichteten Marchionini und Schade bei ihren Messungen auf frisch gereinigte Haut. Aufgrund der Untersuchungen lässt sich über den Anteil des Schweißdrüsensekretes an der stark sauren Reaktion der Hautoberflächenschicht Folgendes aussagen: »Der Schweiß liefert eine sehr verdünnte Lösung von Säuren auf die Haut. Diese anfängliche schwache Säurelösung aber bildet sich unter der Wirkung der Verdunstung zu einer Restflüssigkeit hoher Säurekonzentration um, und diese ist es im Wesentlichen, die das verhornte Epithel imprägniert und für die Hautoberfläche den hohen Säurewert herbeiführt. In solcher Art ist physiologisch die Haut des menschlichen Körpers in äußerst dünner Schicht (mittlere Dicke der verhornten Epithelschicht ca. 4/100 mm) von einem ›Säuremantel‹ umgeben.«

Daraus leiten Dermatologie und Kosmetik bis heute das ab, was sie als die wichtigste physiologische Aufgabe des Säuremantels ansehen: den Abwehrschutz gegen die Mikroorganismen der Umwelt. Gerade für diese Aufgabe sei der hohe Säuregrad auf der Haut entscheidend, so wird behauptet.

Eine detailliertere Darstellung ihres Konzeptes gaben Schade und Marchionini ein Jahr später im *Archiv für Dermatologie und Syphilis* unter den Überschriften »Zur physikalischen Chemie der Hautoberfläche« und »Untersuchungen über die Wasserstoff-Ionenkonzentration der Haut«. Aus der Zusammenfassung der zitierten Arbeiten ergab sich als repräsentativer pH-Wert der menschlichen Haut ein Mittelwert im Bereich von 5,4 bis 5,9, gemessen am Unterarm eines männlichen Probanden. Darüber hinaus stellte der Freiburger Dermatologe mit seinen Mitarbeitern zehn Jahre später einen Zusammenhang her zwischen saurem Hautoberflächen-pH-Wert und der bakteriellen Besiedlung der Haut. Er prägte dafür den anschaulichen Begriff »Säuremantel«.

Doch bereits in den dreißiger Jahren wurde das Säuremantel-Konzept in Frage gestellt, und die Diskussion hält bis heute an. Im Rahmen einer In-vitro-Untersuchung zur pH-Abhängigkeit des Wachstums von unterschiedlichen Spezies der Hautflora kamen Pillsbury und Rebell nämlich zu anderen Resultaten. Sie konnten bei einem Vergleich von pH-Wert 5 und 7 keinen wesentlichen Unterschied im Wachstum von Hautkeimen feststellen.

Dabei stellte sich nun die Frage, ob sich der pH-Wert der Hautoberfläche durch unterschiedliche pH-Werte der Waschlösung überhaupt beeinflussen lässt. Tatsächlich wurde die Hautoberfläche nach einmaliger Anwendung einer herkömmlichen basischen Seife deutlich basischer, aber nach vier Stunden hatte der pH-Wert wieder den Ausgangswert erreicht. Bei einer Anwendung einer sauer eingestellten Syndet-Seife war die Beeinflussung der Haut ohnehin nur gering.

Der nächste Versuch war darauf angelegt, zu ermitteln, was auf der Hautoberfläche passiert, wenn sich Probanden über einen längeren Zeitraum dreimal täglich mit einer basischen oder einer sauren Seife waschen. Als Ergebnis konnte weder bei klassischen Seifen noch bei Syndets eine länger anhaltende Veränderung des alkalischen pH-Wertes der Hautoberfläche erreicht werden. Bei weiterführenden Tests über Wochen zeigte sich beim Einsatz von Syndet-Präparaten ein stabiler Hautoberflächen-pH-Wert, bzw. er tendierte noch weiter in den sauren Bereich. Diese Erkenntnisse kommen den Befürwortern und Anbietern von sauren Körperpflegeprodukten sehr gelegen, schließlich berufen sie sich auf das Säuremantel-Konzept und begründen die Einstellung ihrer Kosmetik auf den sauren pH-Wert 5,5 oder gar darunter mit einer intakten sauren Barrierefunktion der Haut.

Werbegag Säureschutzmantel

In den fünfziger Jahren wurden erstmalig in den USA Substanzen zum Waschen verwendet, die den gleichen pH-Wert wie der »Säureschutzmantel« der Haut hatten. Die Pflegeprodukte mit einem pH-Wert von 5,5 sollten schonender reinigen als alkalische Seife. Heinz Maurer, Assistenzarzt an der Bonner Universitätsklinik, hatte 1952 das Wagnis unternommen, hautkranke Patienten entgegen der Anordnung des Chefarztes mit Tensiden zu waschen. Aus der Fabrik seines älteren Bruders, der das Rei-Waschpulver herstellte, holte er kistenweise Waschpulver und experimentierte weiter.

Als sein Bruder die Waschmittelfabrik an einen amerikanischen Großkonzern verkaufte, gelang Dr. Heinz Maurer einige Jahre später mit einem festen Waschstück der Durchbruch. Als Gründer einer Forschungs-, Entwicklungs- und Vermarktungsfirma bot er als Erster 1967 ein »seifenfreies Waschstück« an. Aus dem Experiment wurde der Vorreiter für saure Kosmetikprodukte und Syndets (seifenfreie Waschstücke und -flüssigkeiten). Und bis heute hat sich daran nichts geändert. Die PR-Seite eines großen Drogeriemarkt-Filialisten beginnt im Januar 2015 so: »Eine Idee, die sich gewaschen hat. Menschen haben sich 2000 Jahre lang falsch gewaschen. Zu dieser Erkenntnis kam der Gründer des Unternehmens ... Dr. Heinz Maurer in den 1950er-Jahren ...«

Syndet ist ein Kunstwort aus synthetisch (künstlich, chemisch) und Detergens (lateinisch *detergere* = abwischen). Diese Seife, die im ursprünglichen Sinne gar keine Seife war, weil sie nicht im Verseifungsprozess mit Alkali entstand, enthielt künstliche waschaktive Substanzen (WAS), die auch als Tenside bezeichnet werden. Syndets lösen genauso wie Seifen Schmutz in Wasser. Durch die Mischung verschiedener Tenside lassen sich die Reinigungskraft und die Schaumbildung steuern. Basierend auf dem Grundgedanken des »Säuremantels der Haut« entwickelte die Körperpflegemittelindustrie fortan saure Hautpflegeprodukte mit einem pH-Wert von 5,5.

Eine geschickte Werbestrategie mit Aussagen wie *»Der Säureschutzmantel der Haut darf nicht zerstört werden«* oder *»Gesunde Haut ist sauer«* und auf nahezu allen Produkten der Hinweis »pH-hautneutral« bzw. »pH 5,5« verbannte die basische Kernseife aus den Regalen. Seitdem ist das üppige Angebot in Drogeriemärkten, Apotheken, Parfümerien und Bioläden auf »sauer« getrimmt.

Expertenmeinungen aus der Dermatologie

Doch in den letzten Jahren geraten die angeblich so hautfreundlichen Waschpräparate mit reguliertem Säuregrad in die Kritik. Der Arzt und Forscher Dr. Karl Rumler erkannte schon früh den Trugschluss und korrigierte die Behauptungen zum Säureschutzmantel. Für ihn besteht der Säuremantel der Haut aus nichts anderem als aus sauren Ausscheidungen. Das messbar Saure ist ein Produkt von überschüssiger Säure im Körper, die durch die Haut nach außen abgegeben wird, da die Kapazitäten von Niere, Darm und Lunge bereits ausgeschöpft sind. Das Gewebewasser verdunstet, und zurück bleibt eine saure Schicht, die aus seiner Sicht nichts mit einem »Säureschutz« zu tun hat. Saure Körperpflege hemmt die natürliche Abgabe von Säuren und wirkt einer gesunden Ausleitung entgegen, so Rumler.

Auch der Leiter des Dermatologie-Instituts der Universitätsklinik Witten/Herdecke, Hagen Tronnier, meint: »Im Kopf spielt sich vielleicht etwas ab, aber nicht auf der Haut.« Er hält die Aussagen zu dem fest eingestellten pH-Wert 5,5 und die angeblich besonders gute Hautverträglichkeit für einen »Werbegag der Kosmetikbranche«. Manchen Konsumenten rät Tronnier von der Benutzung saurer, synthetischer Körperpflege ab, weil sie zur Austrocknung führten. Wer unter trockener Haut leide, solle besser zur alkalischen Seife greifen, weil sie das Wasserbindevermögen der Haut regeneriere.

Die Universitätsklinik Eppendorf drückt es in ihren Untersuchungen etwas anders aus, meint aber im Kern das Gleiche: »Der Schweiß liefert eine sehr verdünnte Lösung von Säuren auf der Haut. Diese anfänglich schwache Säurelösung bildet sich unter der Wirkung von Verdunstung zu einer Restflüssigkeit hoher Säurekonzentrationen um.

Diese ist es im Wesentlichen, die das verhornte Epithel imprägniert und den hohen Säurewert herbeiführt.«

Der Dermatologe und hoch angesehene Fachmann Prof. Dr. Volker Steinkraus entkräftet das Argument, dass basische Seife starke alkalische Reaktionen hervorrufe und die Hautbarriere störe, als völlige Überbewertung und Fehlinterpretation. Seiner Meinung nach baut eine gesunde Haut den sogenannten Säureschutzmantel rasch wieder auf. Die klassische Seife ist besser als ihr Ruf. Eine gesunde Haut ist in der Lage, die alkalische Reaktion wieder auszubalancieren.

Und Prof. Eckhard Breitbart aus Hamburg ergänzt: »Die dynamische Schutzschicht, die den Körper vor Infektionen bewahren soll, besitzt zudem keinen gleichförmigen Säuregrad. Der pH-Wert schwankt von Mensch zu Mensch und hängt von Körperregion und Tageszeit ab.«

Jede Bakterienart verhält sich anders gegenüber einer Veränderung des Haut-pH-Wertes. Prof. Albert Hartmann, Uni-Hautklinik Würzburg: »Manche Bakterien gedeihen sogar besser im sauren Milieu.« Hartmann warnt davor, sich aus einem komplizierten Regelsystem eine einzige Variable herauszupicken. Für die Abwehrkräfte des Ökosystems Haut spielen neben dem pH-Wert, der Hauttemperatur und ihrer relativen Feuchtigkeit auch »Interaktionen innerhalb der Hautflora« eine wichtige Rolle, so Hartmann.

Die zweifelsfrei beste Expertin ist jedoch die Natur höchstpersönlich. Sie hat entschieden, dass das Fruchtwasser einer werdenden Mutter einen basischen pH-Wert von 7,5 bis 9,5 aufweist. Der Fötus wächst neun Monate in einer alkalischen Lösung heran. Die Schöpfung macht also eine klare Ansage. Über den osmotischen Druck laufen nämlich im Mutterleib die Ausscheidungsprozesse über die Haut. Ohne basisches Fruchtwasser gedeiht kein werdendes, vorgeburtliches Leben.

Und was passiert nach der Geburt? Die Schöpfung hat das Leben in einer gasförmigen Umgebung mit dem beschriebenen Aufbau der Haut erst möglich gemacht. Die Haut sorgt dafür, dass die lebenswichtige Grenze zwischen innerem flüssigen Milieu und der gasförmigen Außenwelt aufrechterhalten bleibt. Das Neugeborene verfügt über eine gut entwickelte Epidermis. Auch die Barriereschicht (Lipidschicht, »Säuremantelschicht«) wird ihrer Aufgabe bereits gerecht und verhindert übermäßigen Wasserverlust. Die Ausscheidungen auf der Haut und der vermeintliche Säureschutzmantel ergeben basische Werte, die aber später abfallen.

Die erste Lebensperiode ist durch sich schnell ändernde Umweltbedingungen charakterisiert. Die Ernährung, die Bewegung und die Körperpflege nehmen Einfluss auf das Ökosystem Haut und auf die schnell wachsende Körperoberfläche.

In diesem Alter ist die Gesäßregion im Hinblick auf die häufig auftretende Windeldermatitis von besonderem Interesse. Aus eigener Erfahrung mit meinen Kindern weiß ich, dass lange Stillzeit, Wickeln mit Naturmaterial (Mulltuch und Schafwollhose) und basische Körperpflege wunde Hautstellen nahezu ausschließen. Die bequeme, aber umweltschädliche Fertigwindel in Kombination mit falscher Pflege sollte nur ausnahmsweise, z.B. bei Ausflügen, zum Zuge kommen.

Zum Abschluss dieses Kapitels, in dem ich Pro und Contra von Säure und Basen auf der Haut aus verschiedenen Perspektiven geschildert und unterschiedlichste Meinungen recherchiert habe, will ich Ihnen mein Statement nicht vorenthalten.

Wenn es richtig wäre, permanent saure Kosmetikprodukte zu verwenden, hätte die Schöpfung einen Fehler begangen. Das Fruchtwasser müsste dann logischerweise einen pH-Wert von ca. 5,5 aufweisen.

Die Lipidschicht der Haut, die uns als Barriereschicht vor Gefahrstoffen von außen schützt, ist zweifelsfrei vorhanden und generell unter Fachleuten unstrittig. Die Arbeiten von Marchionini und Schade waren hilfreich, weil sie die ersten Hautanalysen lieferten. Zu der Zeit gab es allerdings keinen Kosmetik-Konsumrausch wie heutzutage, denn die Menschen hatten andere Sorgen, als sich mit Falten zu beschäftigen. Außerdem gibt es das Überangebot an Kosmetik erst seit ca. vier Jahrzehnten.

Es darf unterstellt werden, dass die Entwicklung der »seifenfreien Seife« von Dr. Maurer und die anschließende Verbreitung von ausschließlich saurer Kosmetik in guter Absicht entstand. Die daraus abgeleitete Interpretation einer Schutzfunktion ausschließlich im sauren pH-Bereich und die Verwechslung von Lipidbarriereschicht und »Säureschutzmantel« ist jedoch abzulehnen.

Es stimmt natürlich, dass es im Körper verschiedene Flüssigkeiten gibt, die sauer oder basisch getaktet sind. Daraus lässt sich aber nicht automatisch ableiten, die Haut sei eben von Natur aus sauer. Saure und basische Ausscheidungen reagieren auf der Haut mit Sauerstoff, Licht und Wärme. Es gibt Bakterien, die sich im sauren pH-Bereich wohl fühlen und sich ungehemmt ausbreiten, und es gibt Mikrobenarten, die in basischen pH-Bereichen gedeihen. Beides ist wissenschaftlich belegt.

Im sauren Bereich von einem »Säureschutzmantel« zu sprechen, halte ich allerdings für einen Denkfehler bzw. für eine falsche Schlussfolgerung. Demnach hätte unsere Großelterngeneration sich beim Waschen mit basischer Kernseife (pH-Wert bis 10,5) jeden Tag mehrfach den

»Säureschutzmantel« zerstört. Der Begriff wurde über Jahre so sehr überstrapaziert, dass die Kosmetikindustrie nun kaum noch einen Weg aus diesem »Denkfehler« findet. Und so verteidigt man – jedenfalls bisher – lieber die bekannte Haltung.

Es gibt gute Argumente sowohl für eine saure als auch für eine basische Hautpflege. Mich interessiert aus Sicht der gesamten Säure-Basen-Regulation aber weniger das Milieu auf der Haut, sondern vielmehr das Milieu unter der Haut. Der Zustand des Zwischenzellraumes (EZM) bestimmt unseren Alterungsprozess und unsere Gesundheit. Das Hautbild kann diagnostische Rückschlüsse erlauben. Ansonsten halte ich es mit Rumler: Saure Kosmetika unterdrücken eine natürliche Ausleitungsfunktion, weil ein Körperpflegemittel mit gleichem pH-Wert auf gleiches Haut-pH-Milieu gegeben wird. Es fehlt der osmotische Ausgleich, wie ihn die seit alter Zeit bewährte Kernseife gewährleistet.

5

Was macht
unsere Haut krank?

Übertriebene Körperpflege

Wann waschen Sie sich die Hände? Richtig, wenn Sie das Bedürfnis und das Gefühl danach haben. Oft hat man gar nichts »Schmutziges« angefasst, und doch entsteht der Wunsch nach sauberen Händen. Mir geht das so, wenn ich z. B. auf einer Veranstaltung tausend Hände schüttelte oder fast immer vor dem Essen. Wie oft duschen oder baden Sie? Jeden Tag? Tun Sie es aus Gewohnheit oder aus Notwendigkeit?

Ich will Sie nicht dazu aufrufen, die tägliche Körperpflege zu vernachlässigen. Körperpflege ist ein kulturelles, gesellschaftliches und erzieherisches Thema. Jeder will natürlich frisch aus dem Hause gehen und nicht unangenehm mit Körpergeruch auffallen. Das war nicht immer so. Für manche Nasen galt Körper- und Schweißgeruch als attraktiv. Napoléon schrieb seiner Joséphine: »Wasche Dich nicht, ich komme!« Bevor wir in die Parfumwelt einsteigen, lassen Sie uns mit dem Händewaschen beginnen. Schließlich wäscht eine Hand die andere …

Händewaschen ist die wichtigste Hygienemaßnahme überhaupt. Eine milde Seife reicht dafür aus. Das kann eine einfache Kern- oder Schmierseife, eine natürliche Pflanzenseife oder eine teurere Luxusseife mit Ihrem

Lieblingsduft sein. Beim Händewaschen sehe ich das mit den Zutaten nicht dramatisch eng, zumal bei einem gesunden Menschen die Handflächen robust sind und einiges vertragen.

Gerade in der Grippesaison wird das gründliche Händewaschen als Vorsorge empfohlen, um Keime loszuwerden und das Risiko einer Infektion zu verringern. Je einfacher und kürzer die Zutatenliste auf der Seifenpackung, desto besser.

Was Sie *nicht* benötigen, sind synthetische Seifen *(Syndets)* mit antibakterieller Wirkung. Trotz Versprechungen auf den Verpackungen gibt es wenig Beweise für die Wirksamkeit antibakterieller Seifen, meint Axel Kramer, Leiter des Instituts für Hygiene und Umweltmedizin der Universität Greifswald. »Das ist reiner Kommerz ohne medizinischen Nutzen, dafür aber mit einigen Risiken.« Zum gleichen Ergebnis kommen Experten vom Institut für Risikobewertung, Robert-Koch-Institut, Umweltbundesamt und von der Bundesanstalt für Arbeitsschutz und Arbeitsmedizin: »Der Nutzen von Desinfektionsmitteln für den Haushalt ist gegenwärtig nicht belegbar. Nicht auszuschließen sind dagegen Risiken für den Anwender, für unbeteiligte Personen, für die Umwelt und bezüglich einer möglichen Resistenzbildung bei unsachgemäßer Anwendung«, schreiben sie in einer Veröffentlichung mit dem Titel *Hygiene & Medizin*.

In der Kritik steht der seit vierzig Jahren verbreitete Wirkstoff *Triclosan* aus der Gruppe der *polychlorierten Phenoxyphenole*. Er wirkt in kleinsten Dosen giftig, wird aber Seifen und Lotionen, Deodorants und Zahncremes in einer handelsüblichen Konzentration von 0,2 Prozent zugesetzt. Die Gefahr liegt vor allem in *Kreuzresistenzen* gegenüber medizinisch wichtigen Antibiotika. Bakterien breiten sich nach und nach aus, und man muss die Konzentration des Medikamentes immer weiter erhöhen, um noch einen Effekt zu erzielen.

Andere *Biozide,* die sich in antimikrobiell wirkenden Seifen und Waschmitteln befinden, stellen keine bessere Alternative dar. Achten Sie beim Kauf darauf, dass *Benzoesäure, Methylisothiazolinon, Salicylsäure* und *Benzalkoniumchlorid* nicht in der INCI-Liste auftauchen (INCI = *International Nomenclature of Cosmetic Ingredients*).

Vor allem Kindern sollten wir Gelegenheit geben, Abwehrkräfte und Toleranzen gegen bestimmte Stoffe zu entwickeln. Der Kontakt mit natürlichem Dreck stärkt das Immunsystem. Übertriebenes Händewaschen, Körperpflege und Überhygiene fördern allergische Reaktionen. Wer auf konventionelle Dusch- und Badezusätze verzichtet, minimiert sein Risiko für Allergien und trockene, juckende Haut.

Tägliches Duschen ist für viele Menschen ein Alltagsritual. Normalerweise reicht zum Reinigen des Körpers Wasser vollkommen aus. Wer nicht viel schwitzt und keiner schmutzigen Arbeit nachgeht, kommt gut ohne Reinigungsmittel aus. Wir haben uns zu sehr an Duschgel und Shampoo gewöhnt und glauben, ohne Schaum würden wir nicht sauber. Doch die Haut leidet beim Duschen. Fehler Nummer eins ist eine zu hohe Temperatur: Zu heißes Wasser kann ein Spannungsgefühl erzeugen. Auch der Wasserdruck aus dem Duschkopf sollte nicht zu hoch eingestellt sein. Vor allem die Gesichtshaut reagiert auf Druck empfindlich.

Vollbäder sind nicht viel besser als das Duschen. Vor allem lange und heiße Schaumbäder sind für Ihre Haut kein Vergnügen. Das heiße Wasser mit den üblichen Tensiden löst den dünnen Fett-Wasser-Film (Lipidfilm), und die Hornschicht quillt auf. Schäumende Badezusätze entziehen der Haut mehr Fett und Feuchtigkeit, als Ihnen lieb sein kann.

Überprüfen Sie, ob Sie das Duschen und Baden am Bedarf orientieren können und wollen, und achten Sie beim Kauf von Körperpflegeprodukten auf Inhaltsstoffe, mit denen Sie Ihre Haut besser nicht in Berührung kommen lassen. Die klassische Katzenwäsche ist sicher das bessere Mittel für eine gesunde Haut. Körperpflege ist ein schönes Vergnügen, aber Extreme sollten Sie meiden.

Und weil wir beim Thema »Übertriebene Körperpflege« sind, will ich noch ein paar Zeilen zur Intimhygiene ergänzen. Aus meiner Sicht sind für die Intimzone keinerlei eigene Pflegeprodukte notwendig. Wie bei anderen Beugestellen des Körpers, z. B. der Achselhöhle oder der Ellenbeuge, ist die Haut hier von zarter Beschaffenheit und entsprechend reizempfindlich. Synthetische Rohstoffe und waschaktive Substanzen mit desodorierenden Eigenschaften könnten der Biosphäre der Schleimhäute mehr schaden als nutzen. Übertrieben häufige Waschungen im Intimbereich können zur Ansiedlung krank machender Keime und Juckreiz an den äußeren Genitalien beitragen. Insbesondere Sprays und Feuchttücher sind aus dermatologischer Sicht gleich zu bewerten wie Deosprays für die Achseln. Je nach individueller Empfindlichkeit können Reaktionen auf Duftstoffe und Hautreizungen durch Austrocknung auftreten.

Zur Rasur der Schamregion eignet sich am besten eine Nassrasur. Unter den Rasierschaum mischt man Kokosöl, Mandelöl oder eine ayurvedische Ölmischung z. B. mit Salbei-, Sonnenblumen-, Nachtkerzenöl und Johanniskraut und Rosmarinextrakt. Dank der Ölschicht gleitet der Rasierer sanft über die Intimzone, mindert Schnittverletzungen und verhindert Ausschlag und rote Pickel.

Alkohol und Rauchen

»Ein Gläschen in Ehren kann niemand verwehren« und »Ein Gläschen am Abend hat doch wohl noch niemandem geschadet« und »Wer Sorgen hat, hat auch Likör« lauten bekannte Trinksprüche. Ja, wenn es bei einem Gläschen bliebe … Alkohol kann leicht zur Gewohnheit werden und zur Abhängigkeit führen. Alle Extreme sind schädlich. Das trifft in vielerlei Hinsicht beim Alkohol zu. Alkohol ist die weltweit am meisten konsumierte Droge, die vergleichsweise günstig und legal zu beschaffen ist.

Die Weltgesundheitsorganisation (WHO) hat Grenzwerte definiert. Demnach sollten Frauen täglich nicht mehr als 20 Gramm Alkohol konsumieren. Diese Menge entspricht einem Viertelliter Wein oder einem halben Liter Bier. Männer dürfen nach Empfehlung dieser Organisation etwas tiefer ins Glas schauen und ca. 0,75 Liter Bier, entsprechend 30 Gramm Alkohol pro Tag, genießen. Wer und was sich hinter der anonymen »Gesundheitspolizei« WHO verbirgt, wollen wir an dieser Stelle nicht weiter erörtern. Aus meiner Sicht kann es grundsätzlich keinerlei Grenzwerte für die Unschädlichkeit des Alkoholkonsums geben. Das »richtige Maß« für ein Genussmittel sollte jeder individuell für sich entscheiden.

Dabei muss man wissen, dass von einem übermäßigen und/oder regelmäßigen Alkoholgenuss erhebliche gesundheitliche Gefahren ausgehen. Der berauschende Stoff ist in seiner Reinkultur nichts anderes als ein Nervengift, das Nervenzellen zerstört. Hinzu kommen mögliche Organschäden. Die Leber trägt als zentrales Entgiftungsorgan die Hauptlast beim Abbau des Alkohols, doch gibt es kaum ein Organ, das nicht in Mitleidenschaft gezogen wird. Alkohol geht über die Schleimhäute des Verdauungstraktes schnell ins Blut über und dringt ins Gehirn vor. Hier beeinflusst er die Informationsübertragungen zwischen den Nervenzellen, was wiederum zu ganz unterschiedlich ausgeprägten Reaktions- und Konzentrationsbeeinträchtigungen führt.

Aber Alkohol ist auch ein »Schönheitsräuber«, weil er die Haut vorzeitig altern lässt. Die feinen Blutgefäße erweitern sich und führen bei einigen Dauertrinkern zum hochroten Kopf. Oft platzen die feinen Blutgefäße durch die ständige Erweiterung und bilden im Gesicht Besenreiser in spinnennetzähnlicher Ausbreitung. Ist die Nase betroffen, spricht der Volksmund von einer »Schnapsnase«. Wasserentzug ist eine weitere direkte Wirkung des Alkohols auf die Haut, die dadurch fahl und schlaff aussieht. Bei Abhängigkeit regt der Alkohol die Talgproduktion über Gebühr an. Das Gesicht wird grobporig und anfälliger für Mitesser und Pickel.

Alkoholismus schädigt außerdem den Darm. Verschiedene Vitamine, besonders die Vitamine A und C, die für die Hautregeneration wichtig sind, und Spurenelemente werden schlechter aufgenommen. Die Haut wird rissig und schuppig, Wunden heilen deutlich schlechter. Das gesamte Abwehrsystem leidet, die Entzündungsbereitschaft steigt. Chronischer Alkoholkonsum kann bestehende Hautkrankheiten verschlimmern.

Raucher oder Nichtraucher? Ein Blick auf das Hautbild beantwortet die Frage ziemlich zuverlässig. Bei Rauchern kann die Haut leicht gelblich verfärbt sein und ist tendenziell faltiger als bei gleichaltrigen Nichtrauchern. Wie sehr sich die Haut aber auch wieder zum Positiven hin verändern kann, ist mir an einem Berufskollegen aufgefallen, der mit dem Rauchen aufhörte. Die Haut wurde klarer, reiner und strahlender. Die Aura und Ausstrahlung zeigt sich bekanntlich im Gesicht am deutlichsten.

Nikotin führt zu einer Verengung der Blutgefäße und damit zu einer schlechteren Durchblutung. Verstärkt wird der Effekt durch Kohlenmonoxid aus dem Zigarettenrauch, welches den Sauerstofftransport durch die Gefäße hin zum Gewebe behindert. Ein »Grauschleier« durchzieht die Haut. Ursache für die beschleunigte Hautalterung bei Rauchern ist der Abbau von kollagenen Fasern im Bindegewebe. Während der Raucher genüsslich an seiner Zigarette zieht, schädigen freie Radikale die kollagenen und elastischen Fasern im Bindegewebe und führen zu einer schleichenden Entzündungsbereitschaft in der Haut. Es entstehen Mikroentzündungen im Gewebe, die Enzyme anregen, Kollagen abzubauen. Sind Hautzellen Tabakrauch ausgesetzt, produzieren sie große Mengen dieser zerstörerischen Enzyme. In der Folge verlangsamen sich die Regenerations- und Reparaturprozesse. Hierin liegt auch ein wesentlicher Grund für die schlechtere Wundheilung bei Verletzungen oder nach Operationen, die Raucher erleben.

Wenn ich kurz vorher die Gefäßerweiterung des Alkohols erwähnte und beim Rauchen die Folgen der Gefäßverengung, dann denken Sie jetzt bitte über die Kombination beider Genussmittel nach. Ein zuverlässiger Schönheitskiller mit sicherer Potenzierung des Hautalterungsprozesses besteht ebenso in der Kombination Rauchen und Sonnenbaden. Leichter lassen sich die Sünden des Lebensstils nicht addieren.

Der Begriff »freie Radikale« ist Ihnen bestimmt des Öfteren über den Weg gelaufen. Was sind das für Radikale, die als gefährlich eingestuft werden? Die Entdeckung stammt von Dr. Denham Harman, Professor für Medizin und Biochemie. Er entwickelte 1956 die Theorie, dass der Alterungsprozess durch Angriffe aggressiver Moleküle ausgelöst und beschleunigt wird.

Zur Energiegewinnung in unseren Zellen benötigen wir Sauerstoff. Der reaktionsträge Atmungssauerstoff muss mit Hilfe von Enzymen in eine biologisch verwertbare Form überführt werden. Diese Aktivierung mit Hilfe von Vitaminen und Spurenelementen ermöglicht eine geordnete Verbrennung in den Zellen. Freie Radikale sind Moleküle, denen ein Elektron fehlt. Dieses fehlende Element auf der äußeren Hülle rauben sie sich aus der Zellhülle. Dieser Elektronenraub löst eine Kettenreaktion aus, die Gewebestrukturen zerstört. Räuberische freie Radikale lassen sich mit *Antioxidanzien* bändigen, die ihnen das fehlende Elektron freiwillig geben, bevor sie es sich aus der Zellhülle holen.

Solange genügend Gegenspieler in Form von antioxidativen Enzymen zugeführt werden und die Balance erhalten bleibt, nehmen die Körperzellen keinen Schaden durch freie Radikale. Auch in unserer Haut kommen diese unvollständigen Sauerstoffmoleküle vor, die mit Antioxidanzien abgefangen werden. Durch den Zigarettenrauch wird in der Lederhaut aber zu viel von dem zellschädigenden Enzym *Matrix-Metalloproteinase* (MMP) gebildet. Der aggressive Angriff dieses Enzyms auf die Struktur des Bindegewebes kann nicht ausgeglichen werden und führt zur vorzeitigen Hautalterung.

Organschwäche in Leber, Niere und Darm

Über die Lebertätigkeit werden tagsüber Nährstoffe aufbereitet und nachts wieder abgebaut. Bei diesem Vorgang wandelt die Leber Kohlenhydrate *(Glucose)* in Speicherzucker *(Glykogen)* um. Wenn die Speicher gefüllt sind, werden aus Kohlenhydraten Fettdepots. Die Nieren können am Morgen nur ausscheiden, was die Leber vorbereitet hat. Haut und Leber stehen in einer engen Beziehung zueinander. Die Haut gibt diagnostische Hinweise bei Erkrankungen der Leber. Ein Symptom einer geschwächten oder kranken Leber ist die Gelbfärbung der Haut und der Bindehaut in den Augen. Der sonst weiße Augapfel ist dann gelblich unterlaufen.

Die Gelbfärbung stammt von dem Gallenfarbstoff *Bilirubin,* der über die Blutbahnen in die Haut und Schleimhäute gelangt. Auch der Urin kann gelb-bräunlich gefärbt sein. Der Stuhl dagegen kann sehr hell sein, weil über die Galle weniger Farbstoff im Darm zur Verfügung steht. Diese Symptome weisen auf eine Leberentzündung oder mangelnden Gallenfluss (Gallensteine) hin. Eine geschwächte Leber kann sich auf der Haut durch Juckreiz am ganzen Körper bemerkbar machen. Bei chronischer Leberentzündung *(Hepatitis)* und bei Leberzirrhose (Schrumpfleber) bilden sich fleckige Rötungen des Daumenballens, an der Außenseite der Hand und an den Fingerspitzen.

Die Leber ist ein Organ mit außerordentlicher Regenerationskraft. Dazu braucht sie aber Bitterstoffe, die die Gallensaftsekretion anregen, die Fettverbrennung steigern und die Verdauung fördern. Solche Bitterstoffe sind in unserer Nahrung oft nicht in ausreichender Menge enthalten. Für eine Leberreinigung eignen sich Löwenzahnwurzelextrakt, Artischocken oder Mariendistel als Frischpflanzenpresssaft, die vor den Mahlzeiten mit einem Glas Wasser eingenommen werden. Bitterstoffkräuter sind auch die Basis der bekannten Schwedentropfen und anderer Kräuterbitter-Mischungen.

Die beiden Nieren sind mit jeweils ca. 200 Gramm Gewicht und einer Länge von ca. 10 Zentimetern relativ kleine Organe. Können sie ihrer Funktion als Entgiftungsorgan nicht ausreichend nachkommen, drohen lebensgefährliche Erkrankungen. Erkrankt das Nierengewebe, sammeln sich schädliche Stoffe im Körper und vergiften ihn. Außerdem entsteht eine Überwässerung des Körpers. Nierenversagen kann akut oder schleichend eintreten. Mit fortschreitendem Funktionsverlust (Niereninsuffizienz) geht die Anzahl der roten Blutkörperchen zurück. Eine auffällige Blässe der Haut, Müdigkeit und Schwäche kann ein Hinweis auf eine solche Blutarmut *(Anämie)* sein. Werden Stoffwechselprodukte nicht ausreichend über den Harn ausgeschieden, sucht sich der Körper den Ausscheidungsweg über die Haut. Hautekzeme oder starker Fuß- und Handschweiß können auf Nierenschwäche hindeuten.

Ein gesunder Darm ist die Grundvoraussetzung für eine gesunde Haut. Etwa 80 Prozent der körpereigenen Abwehr sind im Darm beheimatet. Deshalb ist es wichtig, dass wir uns gut um unseren Darm, seine Bewohner (Bakterien) und die Darmschleimhaut kümmern. Unter Darmträgheit und Verstopfung *(Obstipation)* leiden hierzulande rund 30 Prozent der Frauen und 16 Prozent der Männer. Meist sind es äußere Faktoren, die Verdauungsbeschwerden auslösen. Eine zu geringe Trinkmenge verhärtet den Stuhl. Mangelnde Bewegung, das regelmäßige Unterdrücken des Stuhlgang-Reflexes und eine Ernährung mit zu wenigen Ballaststoffen begünstigen die Verstopfung. Eine zu lange Verweildauer des Stuhls im Darm kann sich auf das Hautbild auswirken.

Gravierender sind die Auswirkungen auf die Haut, wenn das gesamte Milieu, die Bakterienkultur im Darm, aus den Fugen gerät. Die häufige und vorschnelle Gabe von Antibiotika kann dazu beitragen. Denn Antibiotika töten sowohl gute als auch schlechte Bakterien ab.

Pilze und schlechte Darmbakterien breiten sich aus, wenn Zucker und Weißmehlprodukte (leere Kohlenhydrate) in der Ernährung überwiegen. Auch pflanzliche Rohkost, zum falschen Zeitpunkt gegessen, schwächt den Darm und fördert krebserregende Fäulnisstoffe. Kohlenhydrate vergären im unteren Dünn- und Dickdarm. Dabei entstehen Buttersäure, Essigsäure, Kohlensäure, Alkohole, Aldehyde und Methan. Die Darmschleimhäute werden durchlässig für Gifte und Allergene *(Leaky-Gut-Syndrom)*. Abfallprodukte werden nicht ausgeschieden, sondern vom Blutkreislauf aufgenommen und gelangen erneut in den Stoffwechsel. Toxine erreichen die Hautzellen, die die giftigen, ätzenden und sauren Stoffe loswerden wollen. Sie lösen Entzündungen, Eiterungen, Ekzeme und Hauterkrankungen aus.

Eine gesunde Haut benötigt eine ausbalancierte Darmflora. Probiotische Mikroorganismen halten den Dünndarm im basischen und den Dickdarm im sauren Bereich. Insbesondere Lactobazillen verhindern das Ausbreiten von Fäulnisbakterien im Darm und stärken das Immunsystem.

Diabetes geht unter die Haut

Der Blutzuckerspiegel ist bei der Stoffwechselerkrankung *Diabetes mellitus* (lateinisch *mellitus* = honigsüß) dauerhaft erhöht. Die Bauchspeicheldrüse stellt nicht genügend Insulin her oder hat die Produktion eingestellt. Die sogenannte Zuckerkrankheit nimmt außerdem in der Bevölkerung zu, weil körpereigene Zellen eine Insulinresistenz entwickelt haben und unempfindlich gegenüber dem Hormon Insulin geworden sind. Zucker aus dem Blut kann ohne den Botenstoff aber nicht zu den Zellen geschleust werden. Die Zivilisationskrankheit Diabetes zieht weitreichende Folgen für den Organismus nach sich. Bleibt die Krankheit unentdeckt oder ist der Betroffene nicht richtig »eingestellt«, drohen Sehstörungen, Nierenschäden, Herzinfarkt, Schlaganfall und das diabetische Fußsyndrom.

Hautveränderungen können ein Warnzeichen für Diabetes sein. Fast jeder Dritte, bei dem die Krankheit diagnostiziert wird, hat bereits eine veränderte Hautstruktur. Bis zu 70 Prozent der Diabetiker entwickeln Hautprobleme. Eine diabetische Stoffwechsellage führt zu einer insgesamt empfindlichen Haut und schwächt die Hautbarriere. Die Haut kann eindringende Erreger schlechter abwehren und wird für Infektionen mit Pilzen und Bakterien anfälliger. Hohe Blutzuckerwerte begünstigen die schnelle Ausbreitung der Erreger. Fußpilz, Nagelpilz sowie bakterielle Infektionen wie Abszesse kommen häufig vor.

Neben der Hauttrockenheit, die von heftigem Juckreiz an Armen und Beinen begleitet wird, ist eine gräuliche bis bräunliche Verfärbung der Haut im Bereich von Nacken, Achseln und Leiste ein weiteres typisches Alarmsignal bei Diabetes. Rötliche bis braune Flecken treten vor allem an den Unterschenkeln auf. Aus den unschönen Verfärbungen können schlecht heilende Geschwüre entstehen. Diabetiker leiden zusätzlich an Durchblutungsstörungen. Temperatur und Schmerzempfinden werden nicht mehr in üblicher Weise registriert. Druckgeschwüre und schlecht heilende offene Wunden entstehen schon bei leichten Verletzungen.

Die Füße werden bei Diabetes besonders in Mitleidenschaft gezogen. Die Haut an den Füßen neigt zu Schwielen, übermäßiger Hornhautbildung und Rissen oder Schrunden, die bis in die tieferen Hautschichten reichen. Die Haut wird rauh und spröde. Ob Talgdrüsen, Schweißdrüsen,

Blutgefäße oder Oberhaut: Insulinmangel beeinträchtigt massiv die Organfunktion der Haut. Talg- und Schweißdrüsen sind weniger aktiv, und die Haut bindet schlechter Wasser. Die Zellen in der Oberhaut reifen unzureichend aus, die Haut altert schneller. Die richtige Hautpflege ist für Diabetiker deshalb mehr als ein Schönheitsritual.

Sonnenbaden und Sonnenschutzmittel

Die Sonne ist ein Energiespender und ein Lebenselixier. Sie kitzelt Glücksgefühle in uns wach und regt die Vitamin-D-Produktion in der Haut an. Sobald die dunklen Tage vorbei sind und die Frühlingssonne strahlt, halten wir unsere Gesichter ins Licht und zeigen wieder mehr Haut. Wer das wohldosiert und kontinuierlich steigend nutzt, bildet den natürlichsten Schutzfaktor im Alleingang. Über die Melaninproduktion reguliert der Körper, wie viel ultraviolette Strahlung in die tieferen Hautschichten eindringt. Je stärker jemand bräunt, umso mehr Melanin bildet sich und desto größer ist der natürliche Schutzfaktor vor energiereichen Strahlen.

Gebräunte Haut verbinden wir in unserer Gesellschaft mit Gesundheit, Sport, Freizeit, Fitness, Lifestyle, positivem Lebensgefühl und so weiter. Wir müssen heute auch nicht mehr auf Frühling und Sommer warten und können jederzeit der Sonne entgegenfliegen. Das Privileg Fliegen ist nahezu für alle Bevölkerungsschichten möglich geworden. Der rasche Ortswechsel in Regionen mit einer anderen Strahlenintensität und übertriebene Sonnenbäder können jedoch gefährlich für unsere Haut werden. Bereits eine leichte Hautrötung ist ein Alarmsignal und zeigt eine Entzündung an. Wer das Zeichen ignoriert und einen Sonnenbrand riskiert, riskiert bleibende Schäden.

Tatsächlich handelt es sich bei einem Sonnenbrand um einen Säurebrand. Ausgeschiedene Säuren auf der Hautoberfläche reagieren mit zunehmender Sonnenwärme aggressiver. Die Kombination Säurekonzentration auf der Haut und intensive Sonnenbestrahlung ergibt den gefährlichen Sonnenbrand.

Grundsätzlich gibt es bei Sonnenschutzmitteln zwei unterschiedliche Methoden: Chemisch-synthetische UV-Filter ziehen in die Haut ein und wandeln UV-Strahlen in Wärme (Infrarotstrahlen) um. Diese Cremes sollten eine halbe Stunde vor dem Sonnenbad aufgetragen werden. Die Wirkung von Sonnenschutz ohne chemisch-synthetische UV-Filter basiert auf physikalischen Filtern. Die natürlichen und mineralischen Pigmente Titandioxid, Magnesium und Zinkoxid reflektieren und streuen die Sonnenstrahlen wie kleine Spiegel. Sie legen sich wie eine Schutzschicht auf die Haut und hinterlassen einen weißen Film, weil sie eben nicht in die Haut eindringen.

Geht es nach Dermatologen und den Anbietern von Sonnenschutzmitteln, dann ist es ratsam, sich mehrmals täglich einzucremen, um das Risiko einer Hautkrebserkrankung zu minimieren. Handelsübliche Sonnenschutzmittel enthalten jedoch viele gesundheitsschädliche Substanzen, die über die Haut leichter in den Organismus gelangen, als wenn wir sie oral zu uns nehmen würden. Über die Hautporen finden sie schnell den Weg in den Blutkreislauf. Einige chemische Filter stehen im Verdacht, wie das weibliche Hormon Östrogen zu wirken. Diese Filter sind inzwischen in der Muttermilch nachweisbar.

Und leider ist die Schutzwirkung gegen Hautkrebs alles andere als garantiert. Im *American Journal of Public Health* stellten die Brüder Frank C. und Cedric F. Garland (Pioniere der Vitamin-D-Forschung) folgende Beobachtung vor: »Weltweit nahm in Ländern, in denen chemische Sonnenschutzmittel empfohlen und benutzt wurden, die Zahl der malignen Melanome am stärksten zu. In den USA, in Kanada und in den skandinavischen Ländern sind die Fälle von Melanomen in den letzten Jahrzehnten nach der Einführung von Sonnenschutzmitteln am stärksten gestiegen. Besonders in Australien, wo Sonnenschutzmittel stark propagiert wurden, stieg die Zahl ungewöhnlich an.«

Und die schädlichen Auswirkungen von Sonnenschutzfiltern sind damit noch nicht erschöpft. Sie sollen auch für die Unterentwicklung von Babys bei der Geburt und für chronische Krankheiten verantwortlich sein *(U.S. Centers for Disease Control and Prevention, CDC).* Der Irrsinn gipfelt in Sun-Blockern, die die Vitamin-D-Produktion verhindern und die Zellen von lebensnotwendiger Lichtenergie abschirmen. Vitamin D ist das einzige Vitamin, das der Körper mit Sonnenlicht selbst bilden kann. Wenn Sonnenlicht über die Haut eindringen kann, vollzieht eine Vorstufe des Vitamins in der Haut Veränderungen und wird zum Vitamin D. Wird der Vorgang durch Sun-Blocker gestoppt bzw. verhindert, kommt es zu einem Mangel an Vitamin D.

Ein weiterer Aspekt darf im Zusammenhang mit Sonnenschutz nicht fehlen. Vielfach enthalten Produkte pflegende und beruhigende Substanzen wie Panthenol, Aloe vera, Bisabolol, Calendula, Glycyrrhiza Inflata Root Extract und Tiliroside. Diese positive Wirkung ist allerdings in Sonnenschutzmitteln trügerisch, weil sie das Alarmsignal »Rötung auf der Haut« verzögern, d. h. es kann bereits eine Verbrennung der Haut stattgefunden haben, sie ist nur nicht rechtzeitig sichtbar geworden.

In der Kritik stehen inzwischen nicht nur chemisch-synthetische Sonnenpräparate, sondern auch Cremes mit natürlichen, mineralischen Filtern, wenn sie Nanopartikel enthalten. Nanopartikel haben einen Durchmesser von

100 Nanometern (1 Nanometer = 1 Millionstel Millimeter), sind also so winzig, dass sie über die Haut in den Körper gelangen könnten. Deshalb muss Nanotechnologie in Kosmetikprodukten seit 2012 mit dem Vermerk »Nano« deklariert werden.

Sonnenlicht ist sehr wichtig für unsere Gesundheit, auch die Gesundheit unserer Haut. Doch wie so oft im Leben gilt es, das richtige Maß zu finden. Die bewährte Regel »Die Dosis macht das Gift« ist bei diesem Thema angebrachter denn je. Nehmen Sie nur so viele Sonnenbäder, wie Ihre Haut verträgt, und erhöhen Sie Ihren Sonnenschutz von innen, indem Sie wieder zu dem werden, was Sie ursprünglich waren: ein basisches Lebewesen ohne Säureausscheidung auf der Haut.

Medikamente und Kortison

Wer Medikamente einnimmt, liest normalerweise den Beipackzettel mit entsprechenden Pflichttexten. Soweit bekannt, sind Nebenwirkungen und Wechselwirkungen mit anderen Medikamenten oder Lebensmitteln anzugeben. Mancher zuckt bei der Risikobewertung zusammen, verzichtet auf die Einnahme und gesundet nicht selten auch ohne das verordnete Arzneimittel.

Unverträglichkeiten sind im Prinzip bei allen natürlichen pflanzlichen oder chemischen Medikamenten möglich. Besonders Schwangere sollten Vorsicht walten lassen, denn Wirkstoffe können die Plazenta durchdringen. Ältere Menschen sind stärker gefährdet, da sie einen höheren Dauerverbrauch haben und Arzneistoffe verzögert abbauen. Aus meiner Zeit als Krankenpfleger erinnere ich mich, dass täglich für jeden einzelnen Patienten der bunte Cocktail in Form eines Medikamententableaus bereitgestellt wurde. Ob das immer notwendig und sinnvoll ist, darf kritisch hinterfragt werden.

In der Regel sind es wenige, dafür aber weit verbreitete Massenmedikamente, die für 80 Prozent aller Nebenwirkungen und Reaktionen verantwortlich sind. Da unsere Haut ein immunologisch sehr aktives Organ ist und ähnlich der Leber Arzneimittel verstoffwechseln kann, reagiert die Haut ziemlich schnell auf eine Einnahme, indem sie Abwehrzellen aktiviert. Etwa jeder vierte Erwachsene bekommt eine unerwünschte Nebenwirkung auf einen Arzneistoff. Die Beschwerden zeigen sich meist auf der Haut oder Schleimhaut als Ausschlag, Rötung, Schwellung oder Juckreiz.

Am häufigsten verbreitet ist das *Arzneimittelexanthem*. Exantheme sind entzündliche Hautveränderungen. Zwischen dem siebten und zwölften Tag nach der Einnahme löst das Medikament rote, juckende Flecken aus, die sich typischerweise im Gesicht zeigen, seltener an den Handflächen, Fußsohlen und Schleimhäuten.

Bekannt sind Hautblutungen durch *Heparine* oder *Cumarinpräparate*. Heparin wird zur Prophylaxe und Therapie bei Thrombosen angewandt. Cumarin hemmt die Blutgerinnung und wird nach Herzinfarkten eingesetzt. Die Nebenwirkungen der Cumarine ergeben sich aus ihrer Hauptwirkung. Verminderte Blutgerinnung führt zu vermehrten Blutungen. Dies kann sich über blaue Hautflecken oder starkes Zahnfleischbluten zeigen.

Zu den häufigsten Auslösern von Nebenwirkungen gehören Antibiotika *(Penicilline)*, Schmerz- und Rheumamittel, Psychopharmaka, Schlafmittel, Röntgenkontrastmittel und Blutdrucksenker. Da unerwünschte Arzneimittelwirkungen die gleichen Beschwerden hervorrufen können wie andere Krankheiten, sollten Nebenwirkungen auf der Haut sofort abgeklärt werden. Entzündliche Hautveränderungen können nämlich auch auf Masern, Röteln, Scharlach oder Fieber hindeuten.

Manche Arzneimittel rufen sogar Hautkrankheiten hervor, die auch nach Absetzen des Medikamentes weiter bestehen. Betablocker, Impfstoffe, Entzündungshemmer etc. können eine Schuppenflechte auslösen.

Außerdem gibt es relativ häufig phototoxische Arzneimittelreaktionen auf der Haut, also Wechselwirkungen zwischen UV-Strahlen und Medikament. Die Haut wird dünner und lichtempfindlicher, was besonders für das Allzweckmittel Kortison gilt. Mit diesem Arzneimittel der »letzten Wahl« befassen wir uns jetzt.

Wenn nichts mehr hilft, das Universalarzneimittel Kortison geht wohl immer. Doch der letzte Pfeil, den die symptomatische Unterdrückungsmedizin im Köcher bereithält, hat seine Tücken. Kortison ist ein Hormon, das der Körper in der Nebennierenrinde selbst produziert. Synthetische Entwicklungen der natürlichen Stoffe heißen *Dexamethason*, *Fluorocortolon*, *Prednison* oder *Triamcinolon*.

Kortison ist erstmals 1948 an Patienten erprobt worden und hat sich dann zur Behandlung bei Rheuma, Hautkrankheiten, Asthma und Allergien fest etabliert. Es unterdrückt die Produktion entzündungshemmender Botenstoffe in den Immunzellen. Deshalb wird es gerne bei entzündlichen Erkrankungen eingesetzt. Ich will mich nicht in die Beziehung zwischen Arzt und Patient einmischen, dazu sind die Situationen und Fälle zu vielfältig und mitunter sehr schwierig. Ich bin kein Gegner schulmedizinischer Behandlungsmethoden, und ich lehne chemische Arzneimittel auch nicht generell ab. Es geht um Verantwortung im Moment der akuten Notlage, und da darf bzw. muss Kortison auch das Mittel der ersten Wahl sein.

Allerdings liegen Fluch und Segen bei diesem Medikament eng beieinander. Manche Menschen sind dankbar, dass ihnen das Medikament Lebensqualität ermöglicht. Andere wiederum sind unglücklich, weil sie keine Heilung erfahren und sich ihr Leiden verschlimmert. Meine Erfahrung mit Betroffenen ist gemischt. Die Nebenwirkungen können beträchtlich sein, wenn es auch heute in den Fachstatements heißt, der schlechte Ruf stamme aus der Anfangszeit der Verordnung. Kortison unterdrückt die körpereigene Kortisonproduktion, begünstigt Infektionen und Osteoporose, kann zu Wachstumsverzögerungen bei Kindern und Jugendlichen und zu Magen-Darm-Geschwüren führen. Am auffälligsten ist das Cushing-Syndrom mit Muskelabbau, Wasser- und Fetteinlagerungen, Gewichtszunahme und aufgedunsener Gesamterscheinung. Die Haut wird dünner, rote Äderchen werden sichtbar, und es kann eine Form von Akne *(Steroid-Akne)* entstehen.

Bei rheumatischen Erkrankungen hemmt Kortison die starken Entzündungen in den Gelenken und dämmt das überaktive Immunsystem ein. Kortison heißt auch das Dauermedikament bei Asthma, weil es Entzündungsreaktionen in den Bronchien unterbindet. Bei Allergien (besser: bei allergischen Reaktionen) wird Kortison in Augentropfen und Nasensprays verwendet.

Dermatologen verschreiben den Entzündungshemmer bei Neurodermitis, Schuppenflechte, Ausschlägen, Ekzemen und bei allem, bei dem sie nicht in der Lage sind, eine exakte Diagnose zu stellen. Cremes, Gele und Salben mit dem Hormon werden auf die Haut aufgetragen und wirken lokal. Eine Kortisonbehandlung sollte immer so kurz wie möglich und genau auf das Krankheitsbild und die zu behandelnde Hautpartie abgestimmt sein. In der akuten Phase sollte das Medikament so oft wie nötig aufgetragen, in der Abklingphase so wenig wie nötig und in der chronischen Phase so selten wie möglich benutzt werden. Angesichts der gravierenden Nebenwirkungen sind Alternativen gründlich zu prüfen.

Hormone und Haut

Hormone (griechisch *hormãn* = antreiben) prägen das Hautbild. Was die Haut mit Hormonen zu tun hat und Hormone mit der Haut, ist ein noch relativ unerforschtes Gebiet. Auf diesem Forschungsfeld treffen Dermatologie und *Endokrinologie* aufeinander. Die *Endokrinologie* (griechisch *éndon* = nach innen hinein; *krínein* = ausschütten, abgeben) befasst sich mit unseren Drüsen, ihren Ausschüttungen und Wirkungen. Die Drüsenausschüttungen sind die Botenstoffe, die wir als Hormone bezeichnen. Davon gibt es reichlich. Etwa hundert verschiedene Hormone sind uns bekannt. Die Pubertät und der Zyklus der Frau zeigen uns, wie Hormone unseren Körper steuern und beeinflussen. Sie spielen manchmal auch verrückt, wenn wir verliebt sind oder uns z. B. eine Berührung elektrisiert. Auf unser Äußeres können Hormone eine positive wie negative Auswirkung haben.

Zu den endokrinen Drüsen gehören in erster Linie die Schilddrüse und die Nebenniere. Erstaunlicherweise kann die Haut ebenso Hormone herstellen. Dreißig verschiedene Hormone und Hormongruppen sind in den Zellen der Haut und des Unterhautfettgewebes aktiv. Besonders nach den Wechseljahren, wenn die Eierstockfunktion erloschen ist, spielen die Östrogene aus dem Unterhautfettgewebe eine wichtige Rolle. Auch das monatliche Wechselspiel von Östrogenen und Gestagenen beeinflusst die Haut. Östrogene erhöhen die Wasserbindungskapazität, reduzieren die Talgdrüsenaktivität und stimulieren die Pigmentbildung.

In der Pubertät leiden viele Jugendliche unter verstärkter Talgdrüsenproduktion, die unter dem Einfluss des männlichen Hormons *Androgen* steht. Sind die Talggänge frei, wird die Haut fettig. Sind die Follikelkanäle jedoch verstopft, bilden sich Mitesser, die sich zu Pickeln und Pusteln entwickeln können. Aus einer bakteriellen Entzündung und Verbreitung resultiert dann die pubertäre Akne. An der Hautkrankheit Akne sind Sexualhormone und Stresshormone beteiligt.

Fettige Haut und Haare und eine mild ausgeprägte Akne können Zeichen einer prämenstruellen Hormonveränderungen (PMS) sein. Während der zweiten Zyklushälfte steigt die Testosteronproduktion an, und der Östrogenspiegel sinkt. Das Ergebnis sind Eiterpickel und Rötungen, die bei Neubeginn des Zyklus wieder verschwinden.

Auch eine Schwangerschaft beeinflusst das Hautbild. Viele Frauen freuen sich in dieser Zeit über eine reine, strahlende, pralle Haut und volles Haar. Andere wiederum erleben eher das Gegenteil. Die Haut kompensiert den monatlichen ausbleibenden Zyklus und leitet aus, was sich in Form von Unreinheiten und Pickeln bemerkbar macht (Ausleitungstyp). Hormonelle Veränderungen mischen auch bei einer verstärkten Pigmentierung, Sommersprossen und Muttermalen kräftig mit (Ablagerungstyp). Schwangerschaftsstreifen haben ihre Ursache in der zunehmenden Dehnung der Bauchhaut. Elastische Fasern der Lederhaut reißen ein und sind als parallel verlaufende helle Streifen zu sehen.

Und auch die Veränderungen des Hormonspiegels in den Wechseljahren gehen nicht spurlos an Haut und Haaren vorbei. Mit dem Absinken des Östrogenspiegels wird die Haut schlaffer, was die Faltenbildung verstärkt. Wichtige Hautsubstanzen wie Kollagen, elastische Fasern und Hyaluronsäure nehmen ab. Die Hautdicke geht kontinuierlich zurück. Schulmedizinisch wird dünnes Haar und diffuser Haarausfall mit dem Rückgang der Östrogene in Verbindung gebracht. Die Reduzierung der weiblichen Hormone kann dazu führen, dass nun die männlichen Hormone überwiegen. Zweifelsfrei lassen sich Haut- und Haarveränderungen in den Wechseljahren nicht nur bei Frauen mit hormonellen Veränderungen erklären. Ich sehe allerdings gerade in dieser Lebensphase eine abwechslungsreiche, vollwertige und basische Ernährung und vernünftige Lebensweise als wichtigste Basis für eine gesunde Haut und volles Haar.

Ein kleines Organ steuert mit seiner Aktivität das größte Organ. Gerät die Schilddrüse aus dem Lot, verändern sich die Haut und ihre Anhangsgebilde Haare und Nägel, die beide aus der Haut herauswachsen. Eine Schilddrüsenüberfunktion hat negative Auswirkungen auf die Schönheit. Ein Zuviel an Schilddrüsenhormon im Blut wirkt wie ein Beschleuniger. Nervosität, schneller Puls, Haarausfall, Gewichtsverlust können die Symptome sein. Warme Haut, brüchige Nägel, dünnes Haar vervollständigen die Diagnose.

Haarausfall steht auch bei einer Schilddrüsenunterfunktion an der Spitze der Symptome. Ansonsten zeigen sich gegenteilige Symptome. Der Körper schaltet tendenziell auf »Sparmodus« um. Bei einer Unterfunktion sind Haut und Haare trocken und rauh; die Nägel können mit Längs- und Querrillen durchzogen sein, oder sie flachen ab. Die Haut, kühl und blass, kann einen geschwollenen Eindruck machen, besonders unter den Augenlidern. Antriebslosigkeit, Müdigkeit, Frieren und schlechte Energieverbrennung können weitere Anzeichen für eine Unterfunktion der Schilddrüse sein.

Kann die Antibabypille mehr als nur verhüten? Macht die Pille eine schöne Haut? Ist die Pille wie ein Bonbon für die Schönheit? Das äußere Erscheinungsbild trägt sehr zum Selbstbewusstsein, Selbstwertgefühl und Wohlbefinden bei. In den Massenmedien und im Internet wird der Einfluss auf gesellschaftliches Verhalten und die enorme Bedeutung der Äußerlichkeit geltend gemacht und so bereits bei jungen Menschen Druck erzeugt.

So wird die Pille zunehmend als Lifestyle-Medikament für schöne Haut missbraucht. Darin liegt eine erhebliche Gefahr, ganz davon abgesehen, dass das Heilmittelwerbegesetz (HWG) Bewerbungen von Medikamenten verbietet, wenn diese für die entsprechende Indikation nicht zugelassen sind. Wer also als Arzt oder Hersteller jungen Frauen die Pille als Schönmacher empfiehlt, handelt juristisch illegal.

Wie bereits erwähnt: Hormone sind Botenstoffe mit einer Botschaft. Die Botschaft an den Körper ist eine permanente »Scheinschwangerschaft«. Die Information »Schwangerschaft« hält die monatliche Ausleitung zurück. Das Hautbild kann sich mit diesem zurückgehaltenen und unterdrückten Reinigungsprozess verbessern. Die Frage ist nur, wo bleiben die Substanzen, die bei einer vollständigen Blutung und Akne den Körper verlassen hätten? Sie lagern sich unmerklich im Zwischenzellraum, in der Bindegewebsflüssigkeit ab und führen später zu gesundheitlichen Problemen. Bei vielen Frauen hält der Körper Wasser zurück, um die Säurekonzentration zu verdünnen. Daher rührt oft die Gewichtszunahme bei Einnahme der Pille.

Nicht selten wird all dies wieder »frei«, wenn Frauen die Pille absetzen. Die typische Spätakne bei Frauen jenseits der vierzig bestätigt diese These. Der Körper kann sich in seiner Entgiftung über die Haut nicht mehr zurückhalten und leitet über eine Akne sogar im Schulter- und Rückenbereich die Reinigungsphase ein.

Die »Pille« als Schönheitsmittel ist also ganz eindeutig ein falscher Weg.

Zucker und Fructose

Ungünstige tägliche Essgewohnheiten wirken sich langfristig auf unser Hautbild aus. Neben Alkohol und Nikotin kann Zucker zur Sucht werden. Naschkatzen kennen ihren Heißhunger auf Süßigkeiten, Limonaden und Gebäck und brauchen jeden Tag ihre Ration. Wir können uns heute eine zuckerhaltige Nahrung leisten. Die Säure tarnt sich süß als Zucker und versteckt sich in Fertiggerichten wie Tütensuppen, Ketchup und Wurstwaren.

Wenn ich in meiner Kindheit mit den anderen Dorfkindern den ganzen Tag draußen herumtobte und wir nachmittags Hunger auf etwas Süßes verspürten, schmierten wir uns ein Zuckerbrot: eine Scheibe Brot mit Butter, bestreut mit Zucker. Die Süßwarenindustrie versteht es mit ihrer Angebotsfülle, uns jeden Tag aufs Neue zu verführen. Wer da nicht widerstehen kann, bekommt nicht nur Gewichtsprobleme, sondern altert auch schneller.

Wir sind bereits in Bezug auf Faltenbildung auf den Einfluss von Zucker eingegangen. Warum beschleunigt Zucker das Altern? Schuld hat die Verzuckerung von Gewebefasern, auch Glykation genannt. In unserem Blut befinden sich ständig Zuckermoleküle als Energielieferanten. Eiweiße an der Oberfläche unserer Zellen reagieren mit diesen Zuckermolekülen. Dabei bilden sich Substanzen, die auch entstehen, wenn der Blutzuckerspiegel zu schnell zu hoch ansteigt, sogenannte Zuckerendprodukte. Wenn der Körper sie nicht verbrennen kann, hängen sie sich an die Fasern der Haut. Jedes unverbrannte Zuckermolekül führt zur Verhärtung und Verklebung des Bindegewebes. Die Haut wird weniger elastisch und bildet schneller Falten. Mit einer Messung des metabolischen Status lässt sich der Grad der Verzuckerung im Blut überprüfen.

Natürlich lassen sich Elastizitätsverlust und Falten mit zunehmendem Alter nicht verhindern. Zuckerkonsum beschleunigt jedoch den Alterungsprozess und wirkt sich direkt auf den Zustand der Haut aus. Das zeigt sich an Unreinheiten und Pickeln. Ein schlechtes Hautbild ist der Versuch der Natur, schlechte Stoffe hinauszuwerfen. Solche Folgen haben Forscher auch immer dann festgestellt, wenn Naturvölker einen westlichen Lebensstil annahmen oder ärmere Landbevölkerung in die Stadt zog.

Süßigkeiten und andere Nahrungsmittel, die den Blutzuckerspiegel schnell ansteigen lassen, wirken sich ungünstig auf die Talgdrüsenproduktion aus. Bereits vor hundert Jahren hat man diesen Zusammenhang zwischen Akne und Ernährung vermutet. Aus dieser Zeit rührt die Erkenntnis, dass Schokolade nicht gerade günstig für eine reine Haut sein soll. Eine Studie aus dem Jahre 2012 hat diese Erfahrungserkenntnisse bestätigt. Sie stellt fest, dass sich bei einer Reduzierung des Zuckerkonsums entzündliche wie auch nicht entzündliche Hautläsionen (Hautverletzungen) und die Größe der Talgdrüsen verringerten. Akne schwächte sich ab, die Insulinsensitivität verbesserte sich.

Die WHO hat ihre tägliche Zuckerempfehlung inzwischen drastisch gesenkt und begründet ihren Vorschlag damit, dass Zucker die Gefahr von Fettleibigkeit und Karies erhöhe. Ich will Zucker nicht verteufeln und Ihnen keine starren Mengenempfehlungen geben, aber ich will Ihnen doch einige Zahlen zur Bewusstseinsbildung liefern. Ein Gramm Zucker hat vier Kilokalorien. Bei Frauen liegt die empfohlene Energiezufuhr bei 1900 Kilokalorien pro

Tag; bei Männern bei 2400 Kilokalorien. Zucker soll 5 Prozent der täglichen Kalorien liefern. Umgerechnet sollte eine Frau laut WHO am Tag nicht mehr als maximal 24 Gramm Zucker zu sich nehmen. Ein Mann darf täglich 30 Gramm Zucker verzehren. Wie schnell diese Werte erreicht werden, zeigen einige Vergleiche. Mit einem Viertelliter Apfelsaft ist das Limit erreicht. Eine normale Tafel Schokolade enthält 56 Gramm Zucker, ein Becher Fruchtjoghurt 27 Gramm weiße Süße und 0,33 Liter Limonade bis zu 40 Gramm. Da Fertigprodukte oftmals versteckten Zucker enthalten, sollten Sie die Zutatenliste lesen.

Nicht besser als Zucker jeglicher Art (brauner Zucker, Honig, Sirup) schneidet Fruchtzucker ab. Fruchtzucker *(Fructose)* hört sich sehr natürlich an und müsste sich positiv auf die Gesundheit auswirken, sollte man meinen. Fructose ist in Obst und Gemüse enthalten und in dieser natürlichen Form auch nicht schädlich. Die industriell hergestellte hochkonzentrierte und isolierte Fructose jedoch darf als ausgesprochen gesundheitsgefährdend eingestuft werden.

Fructose und Glucose (Traubenzucker) zählen zu den Einfachzuckern, bestehen also aus vielen einzelnen Zuckermolekülen. Alle Körperzellen bevorzugen Traubenzucker zur Energiegewinnung, weil er schnell genutzt werden kann. Fruchtzucker benötigt länger bis zur Energiegewinnung. Die Kombination Glucose und Fructose zu je 50 Prozent ist der gewöhnliche Haushaltszucker. Fructose ist doppelt so süß wie Glucose und deshalb so beliebt in der Lebensmittelindustrie. Die Fructose, die die Lebensmittelindustrie verarbeitet, wird größtenteils aus gentechnisch veränderter Mais- oder Weizenstärke gewonnen. Dieser Süßstoff überlastet den Darm, führt zu Diabetes, blockiert das Sättigungsgefühl und fördert Krebs. Wundern Sie sich jetzt noch über Fructose-Intoleranzen?

Milch und Weizen

Die in unserer Zivilisation weit verbreitete Lactoseintoleranz zeigt, dass Kuhmilch nicht unbedingt für den menschlichen Körper bestimmt ist. Sie führt nicht selten zu Magen- und Darmkrämpfen und Durchfall. Ursprünglich ist die Kuhmilch zur Aufzucht von Kälbern gedacht. Nach der Anti-Fleischwelle steht die Milch nun ganz oben auf der Liste verdächtiger Lebensmittel. »Milch macht müde Männer munter« und »Für die Extraportion Milch« war einmal. Die Milch macht's nicht mehr. Sie hat ein schlechtes Image bekommen und wird für 70 Prozent aller allergischen Reaktionen verantwortlich gemacht.

Beim Thema Milch und Haut geht es nicht um schicke Lifestyle-Genussverweigerung, sondern um nachvollziehbare Fakten. Mehrere groß angelegte Studien in den USA und Europa dokumentieren einen direkten Zusammenhang zwischen Milchkonsum und schlechtem Hautbild. Die Auswertung von fast 48 000 Fragebögen ergab, dass Milch, Quarkspeisen und Frischkäse Akne fördern. Durch Milch erhöht sich der Östrogenspiegel, was unseren Hormonhaushalt beeinflusst. Und sie enthält selbst hormonelle Bestandteile, die nicht zum Menschen passen. Die bioaktiven Hormone in der Milch sind dazu bestimmt, Kälber schnell wachsen zu lassen, nicht menschliche Säuglinge.

Der hohe glykämische Wert der Milch treibt den Insulinspiegel nach oben. Die Insulinausschüttung wiederum begünstigt Pickel, Mitesser und die Neigung zu Entzündungen. Bevölkerungsgruppen, die keine Milch trinken und keine Milchprodukte verzehren, kennen keine Gesichtsakne, was den Ernährungsbezug zwischen Milch und Akne untermauert.

Ich rate dazu, jeglichen Überkonsum in jedem Falle zu

vermeiden. Das »ungesunde« an der Milch ist die Erzeugung des Lebensmittels. Ich bin kein Latte-macchiato-Kaffeetrinker. Ich will keine Milch von hochgezüchteten Turbokühen, zu denen der Tierarzt täglich in den Stall kommen muss. Ich will kein Produkt, das mit Subventionen und Quoten zu überlaufenden Milchseen und einer ungesund niedrigen Preisgestaltung führt. Wir müssen raus aus der staatlich geduldeten und geförderten Massentierhaltung. Das ist mehr als nur eine wirtschaftliche und ethische Frage.

Zu dem umstrittenen Lebensmittel Milch gesellen sich Getreideprodukte, insbesondere Weizen. Diese Getreideart ist seit ca. fünfhundert Jahren Bestandteil unserer Ernährung. Als Massenprodukt angebaut, verarbeitet und industriell genutzt, hat Weizen mit den ursprünglichen Wildgräsern nichts mehr gemein. Die Kreuzung verschiedener Weizenarten erhöhte den Klebereiweißanteil von einst 5 Prozent auf heute 50 Prozent. Der hohe Klebereiweißanteil ist es, der vielen Menschen im Darm zu schaffen macht und zur inflationär verbreiteten Gluten-Unverträglichkeit beiträgt. Ob Sie nun Weizen aus Bio-Anbau und/oder als Vollkorngetreide essen, ist Ihrem Körper bei der Verstoffwechselung egal. Das blähende und »verkleisterte« Gefühl im Verdauungstrakt ist das gleiche.

Das Tückische am heutigen Weizen ist eine kleine Veränderung in der Aminosäuren-Zusammensetzung, die aus Weizen einen Appetitanreger und Dickmacher macht. Die Gliadine des Weizens, die zusammen mit den Gluteninen das Eiweißgemisch Gluten bilden, berauschen regelrecht unseren Körper. Die Sucht nach Frühstücksflocken, Brötchen, Gebäck und anderen »leeren« Kohlenhydraten resultiert aus einem ganzen speziellen Kohlenhydrat, dem *Amylopektin A*, das den Blutzuckerspiegel mehr ansteigen lässt als Haushaltszucker oder jede andere Kohlenhydrat-quelle. Und wie schon gesagt: Ein hoher Blutzuckerspiegel lässt uns schneller altern. Gebackene Weizenprodukte und andere stärkehaltige Lebensmittel enthalten des Weiteren Acrylamide, die sich in den gebräunten Stellen bilden. Acrylamide erhöhen das Risiko für Krebserkrankungen und beschleunigen ebenfalls die Hautalterung.

Die Kennzeichnung eines Produktes mit dem Hinweis »glutenfrei« erweckt den Eindruck, es handele sich automatisch um ein gesundes Lebensmittel. Diese Assoziation muss nicht zutreffend sein. Wer um Jahre jünger aussehen will, sollte weizenbasierte Lebensmittel in der Ernährung reduzieren und alle Lebensmittel mit Mais von der Einkaufsliste streichen. Wer erheblich jünger aussehen und mit einer klaren, feinen Haut auf sich aufmerksam machen will, verzichte auf die Kombination Milch und Weizen.

Das Gift auf Ihrer Haut – kritische kosmetische Inhaltsstoffe

Bisher haben wir vor allem über ernährungs- und verhaltensbedingte Ursachen gesprochen, die unserer Haut Schaden zufügen können. Der letzte Abschnitt in diesem Kapitel geht verstärkt auf kosmetische Zutaten in Körperpflegemitteln ein, bei denen von wahrer Pflege keine Rede sein kann. Wenn die Menschen wüssten, mit was für chemischen Stoffen sie sich täglich waschen und eincremen, sie würden es nicht mehr tun. Vielleicht ist das auch der wesentliche Grund, warum die *INCI*-Bezeichnungen sowohl für Insider als auch für Kunden nicht zu lesen und damit zu verstehen sind. Die internationale Abkürzung INCI steht für *International Nomenclature of Cosmetic Ingredients,* was übersetzt bedeutet: Internationale Deklaration für kosmetische Zutaten. Das Sprachgemisch aus Englisch und Latein ist seit 1. Januar 1998 Pflicht auf allen kosmetischen Produkten und soll »natürlich« dem Verbraucherschutz dienen.

Die nicht direkt zu übersetzenden Zutaten, von denen es ca. 8000 gibt zuzüglich ca. 1200 Duftstoffen, müssen wie bei Lebensmitteln in absteigender Reihenfolge angegeben werden. Obwohl eine Schriftgröße von 6 Punkt vorgeschrieben ist, halten sich nicht alle Hersteller daran. Ihre Zutatenliste ist so winzig klein gedruckt und die Zusätze ellenlang, dass es selbst mit einer Lupe schwerfällt, sie zu lesen. Je nach Druckfarbe der Schrift verschluckt oft der Grundton des Etiketts oder die Farbe der Verpackung die Lesbarkeit. Besonders konventionelle Körperpflegeprodukte enthalten krankheitserregende Stoffe. Es ist schon erstaunlich, wie leichtfertig und grob fahrlässig unsere Behörden sogar eindeutig krebserregende und krebserzeugende Substanzen in allerlei Lotion- und Cremevarianten erlauben.

Seit Jahren stehen Aluminiumverbindungen, allen voran Aluminiumchloride in Deos und Antitranspirants, im Verdacht, an der Entstehung von Brustkrebs und Alzheimer maßgeblich beteiligt zu sein. Was vielfach als »esoterisches Geschwätz« und »Verschwörungstheorie« abgetan wurde, wird heute ganz anders gesehen. Und auf einmal kann auch die Kosmetikindustrie auf das umstrittene Salz verzichten und wirbt augenfällig mit dem Hinweis: *Jetzt ohne Aluminium!* Die Marketingstrategen wissen, der Mensch vergisst schnell und hinterfragt nicht weiter, dass er vorher jahrelang vergiftet wurde. Bleibt zu hoffen, dass die Alternative zu Aluminiumchlorid weniger gefährlich ist.

Im Frühjahr 2015 warnt unsere unabhängige Institution Stiftung Warentest vor schädlichen Substanzen in Kosmetika mit der Überschrift: »Potenziell krebserregend«. Alle untersuchten Kosmetika enthielten aromatische Kohlenwasserstoffe, sogenannte MOAH *(Mineral Oil Aromatic Hydrocarbons)*. Diese in vielen Cremes und Körperölen enthaltenen Mineralöle wurden von der Europäischen Behörde für Lebensmittelsicherheit (EFSA) als potenziell erbgutverändernd und krebserregend eingestuft. Dass die kritischen Stoffe erstmalig in hohen Konzentrationen gefunden wurden, lag laut Warentest an neuen, eigentlich für Lebensmittel gedachten Analysemethoden. Das mag sein, ist aber als Begründung schlichtweg Unsinn, denn die Mineralöle bzw. aromatischen Kohlenwasserstoffe waren in den fünfundzwanzig beispielhaft ausgewählten Produkten schon immer in gleichbleibenden Konzentrationen vorhanden. Besonders bedenklich sind die Mineralöle in Lippenpflegestiften, die über den Mund direkt in den Körper gelangen. Durchschnittlich isst jede Frau in ihrem Leben ca. 2 Kilogramm Lippenstift.

Laut Bundesinstitut für Risikobewertung (BfR) sind nach derzeitigem Kenntnisstand keine gesundheitlichen Risiken durch die Aufnahme von Mineralölen über die Haut zu erwarten. Allerdings gebe es noch eine – so wörtlich – »Datenlücke« bei der Langzeitbewertung, unter anderem »hinsichtlich einer möglichen oralen Aufnahme ... aus mineralölhaltigen Lippenstiften oder Handcremes«, so die Stellungnahme des BfR. MOAH-Gehalte in Kosmetika sollten deshalb vorsichtshalber auf »unvermeidbare Spurengehalte« reduziert werden, rät das Institut weiter. Ist das im Sinne des Verbraucherschutzes? Giftige Inhaltsstoffe in Kosmetika stehen auf der Liste der vermeidbaren Risiken ganz oben. Auf eine beschränkte Auswahl typischer und gängiger Zutaten, die nichts in Kosmetika verloren haben, will ich hier eingehen.

Tenside entfetten Ihre Haut

Tenside sind waschaktive Substanzen, die in Waschmitteln, Spülmitteln und Dusch- und Badeprodukten enthalten sind. Synthetische Tenside haben nach dem Krieg das traditionelle Tensid Seife verdrängt. An der Wasseroberfläche bilden Tenside eine dünne Schicht und senken damit die Oberflächenspannung des Wassers. Daher stammt auch ihre Bezeichnung, die sich aus dem Lateinischen *tensus* für Spannung ableitet. In der Kosmetik ist die Bildung von Schaum auf Tenside zurückzuführen. Wenn ein Reinigungsmittel nicht schäumt, zweifeln wir die Reinigungskraft an. »Wäscht nicht sauber, sondern rein«, so hat es uns Clementine im Auftrag eines großen Waschmittelherstellers eingetrichtert. Spätestens seitdem glauben wir an einen Unterschied zwischen diesen beiden Adjektiven und wollen auch bei unserer Körperwäsche nicht ohne Schaum auskommen.

Tenside finden Verwendung, um die Löslichkeit von Fett- und Schmutzpartikeln, die in der Wäsche oder am Körper haften, im Wasser zu erhöhen. In Kosmetika bilden sie die wichtigste Komponente. In Waschmitteln sind sie seit der Verbreitung von Waschmaschinen Anfang der sechziger Jahre nicht mehr wegzudenken. Das synthetische *Tetrapropylenbenzolsulfonat* (TPS) deckte damals 65 Prozent des Tensidbedarfs ab. Der Nachteil bestand in der schlechten biologischen Abbaubarkeit. In Bächen und Flussläufen entstanden Schaumberge, die im Verdacht standen, die Fische zu vergiften.

Synthetische Tenside werden aus Erdölrohstoffen bzw. aus synthetisierten Folgeprodukten wie Alkane, Benzol, Ethylenoxid und Fettalkohole gewonnen. Kationische Tenside weisen eine positive Ladung auf, gehen aggressiv vor und wirken auf der Haut entfettend und irritierend.

Sie bescheren die trockene Haut nach dem Waschen. Anionische Tenside sind im Markt am meisten verbreitet. Sie verfügen über eine starke Reinigungskraft mit stark entfettendem Effekt auf der Haut. Nichtionische Tenside haben eine neutrale Ladung und sind erheblich milder und teurer. Sie stammen aus nachwachsenden Rohstoffen und bilden die Gruppe der Zuckertenside, wie sie in der Naturkosmetik vorkommen.

Eine wichtige Eigenschaft eines Tensids ist seine biologische Abbaubarkeit. Das Waschmittel- und Reinigungsmittelgesetz (WRMG) verlangt, dass eine waschaktive Substanz zu mindestens 90 Prozent abgebaut werden muss. Bei z.B. Geschirrspülmitteln oder Autoshampoos wird diese Eigenschaft als besonders umweltfreundliche Errungenschaft hervorgehoben, dabei handelt es sich lediglich um die Erfüllung eines gesetzlichen Mindestanspruchs. »Grüne Tenside« werden bei einer Weltjahresproduktion von über 11 Millionen Tonnen im Jahr 2008 weiter an Bedeutung gewinnen.

Reinigungsmittel mit synthetischen Tensiden entfernen den schützenden Wasser-Fett-Film (Hydrolipidfilm) und hinterlassen eine trockene bis gereizte Haut. Die Haut wird beim Aufbau ihres Schutzfilmes gestört und versucht aus eigener Kraft, der Entfettung entgegenzuwirken. Durch die manchmal übertriebenen Waschgewohnheiten und eine falsche Pflege mit Syndets wird die Barriereschicht durchlässig. Zudem stören Tenside den natürlichen Feuchtigkeitsgehalt der Haut.

Im Prinzip funktionieren die schaumbildenden Reinemacher wie ein Geschirrspülmittel. Fetthaltiges Geschirr wird mit den waschaktiven synthetischen Tensiden blitzeblank und fettfrei. Die Moleküle haben einen wasserlöslichen und einen fettlöslichen Teil und sammeln sich an Grenzflächen zwischen wasser- und fettlöslichen

Schmutzpartikeln an. Durch Kombinationen verschiedener Tenside kann die Reinigungs- und Schaumkraft eingestellt werden. In der konventionellen Kosmetik werden milde Tenside hauptsächlich ergänzend eingesetzt, um das aggressive Potenzial der scharfen Tenside zu mildern. In Naturkosmetika spielen sie eine Hauptrolle. Der pH-Wert des Produktes wird mit der Zugabe von Säuren gesteuert.

Damit Sie sich im Tenside-Dschungel halbwegs zurechtfinden, benenne ich hier die wichtigsten Typen in Gruppen. Zu den durchweg aggressiv-scharfen Reinigungskünstlern zählen alle Laurylsulfate, die wie folgt in der INCI-Sprache aufgeführt werden: *Ammonium Lauryl Sulfate, Sodium Laureth Sulfate, Sodium Lauryl Sulfate, Sodium Lauryl Sulfoacetate, Sodium Myreth Sulfate*. Diese Gruppe gilt unter Wissenschaftlern als Hautallergen und kann zu Langzeitschäden in der Leber, im Herz und Gehirn führen.

Sodium-Laureth-Sulfat (deutsch Natriumlaurylethersulfat) ist die alkoholische *(ethoxylierte)* Form des Sodium-Lauryl-Sulfats. Was ähnlich klingt und nur drei andere Buchstaben bei einem Stoff ausmachen können, zeigt sich in der äußerst schädlichen Verbindung Dioxan. Diese Substanz war einer der Hauptbestandteile des chemischen Entlaubungsmittels »Agent Orange«, das im Vietnamkrieg eingesetzt wurde. Sie stört den Hormonhaushalt und steht im Verdacht, Auslöser vieler Krebserkrankungen zu sein. Wenn Sie eines dieser wunderbaren Schaumstoffe auf einer Kosmetikverpackung lesen, lassen Sie besser die Finger von dem Produkt.

Als gemäßigte Tenside gelten *Cocamidopropyl Betaine, Disodium Cocoamphodiacetate, Disodium Laureth Sulfosuccinate* und *Sodium Coco Sulfate*. Auch diese Gruppe verdient das Prädikat »nicht empfehlenswert«.

In der Naturkosmetik will kein Hersteller auf Schaumbildner verzichten. Die als mild einzustufenden Tenside basieren auf Getreidestärke oder Zucker. Sie klingen nicht weniger chemisch und haben mit Natur durch die Denaturierung bei der Herstellung nichts mehr zu tun. Hier eine Auswahl: *Coco Glucoside, Disodium Cocoyl Glutamate, Lauryl Glucoside, Sodium Lauryl Glucoside, Sodium Cocoyl Hydrolyzed Wheat Protein Glutamate.* Dabei sei erwähnt, dass die Bezeichnung *Coco* sich nicht auf die Kokosnuss bezieht. Sie steht lediglich für eine Mischung verschiedener pflanzlicher Fettsäuren, wie sie in Kokosfett und Palmkernöl vorkommt. Diese milden Tenside kann man als Kompromiss durchgehen lassen, wenn man auf Schaumbildung nicht verzichten will.

Aus Sicht der Organfunktion Haut halte ich den Doppeleffekt Tensid plus Säure für keine gute Idee. Die Kosmetikindustrie fördert mit diesem Zusatz einerseits trockene und gereizte Haut, so dass nach dem Waschen, Duschen oder Baden eine Creme oder Lotion benutzt werden muss. Andererseits unterdrückt sie gleichzeitig die Ausleitungsfunktion der Haut, weil im Unterschied zur klassischen basischen Seife die physikalische Gesetzmäßigkeit der Osmosewirkung nicht greifen kann. Vor diesem Hintergrund ist es umso erstaunlicher, dass Syndets als Seifen, Duschgels, Bäder, Haarshampoos etc. in Kombination mit Säure pH 5,5 als gesunde Hautpflege unter dem Deckmantel »Säureschutzmantel« angeboten werden dürfen. Allein diese beiden Faktoren, Tenside und Säure, reichen schon aus, die Haut in ihrer natürlichen Organfunktion gravierend zu beeinträchtigen.

Billige Mineralöle versiegeln Ihre Haut

Steigern lassen sich die schädigenden Auswirkungen für Haut und Körper, indem Pflegeprodukten, die auf der Haut verbleiben, Mineralöle zugesetzt werden. Mineralöle werden seit Jahrzehnten in kosmetischen Produkten wie Körperöle, Cremes, Lippenstifte, Haar- und Babypflege verwendet. Der Industrieverband Körperpflege- und Waschmittel e.V. (IKW) schreibt in einer Stellungnahme: »Vor ihrem Einsatz in kosmetischen Mitteln werden Mineralöle und -wachse hochgradig gereinigt. Die Mengen, in denen MOAH *(Mineral Oil Aromatic Hydrocarbons)* auch nach höchster Reinigung noch enthalten sein können, sind nach unserem derzeitigen Kenntnisstand unbedenklich für den Verbraucher.« Solche und ähnliche Statements kennen Sie bereits von anderen beschwichtigenden Mitteilungen an die Öffentlichkeit. Immer, wenn es heißt: »Es besteht zu keinem Zeitpunkt eine Gefahr für die Bevölkerung«, dürfen Sie misstrauisch sein.

Wieso werden Mineralöle als Fettbestandteile überhaupt in der Kosmetik verwendet, zumal die Assoziationen mit dem »schwarzen Gold« eher negativ sein dürften? Woran denken Sie bei dem Produkt aus der Raffinerie? An verschmutzte Strände und ölverschmierte Vögel nach Ölkatastrophen? An leckende Pipelines und Erdölraffinerien auf Hochseeplattformen? Wer will schon Abkömmlinge von Erdöl auf seiner Haut?

Halten wir zunächst fest: Mineralöle sind ein Naturprodukt und ein Beleg dafür, dass einer Substanz aus der Natur nicht automatisch ein Freibrief für die bedenkenlose Hautpflege ausgestellt werden kann. Sie werden aus Rohöl destilliert und halten als »Weißöl« Einzug in die Kosmetika. Verglichen mit pflanzlichen Ölen sind sie preiswert in der Herstellung und werden nicht ranzig. Neben der Haltbarkeit und gleichbleibenden Qualität ermöglichen sie eine leichte Verarbeitung und führen selten zu allergischen Reaktionen.

Hinter Bezeichnungen wie *Paraffinum Liquidum, Paraffin Wax, Paraffin Oil, Petrolatum, Mineral Oil, Cera Microcristallina, Vaseline* oder *Ceresin* verbergen sich die gesättigten Kohlenwasserstoffketten. Die gewonnenen Rückstände aus der Erdöldestillation eignen sich als Trägersubstanz von Wirkstoffen bei medizinischen Salben. Der Wirkstoff dringt ein, während das Paraffin auf der Haut verbleibt. Sie erzeugen als körperfremder Stoff einen nicht wasserlöslichen Film, der die Haut sofort abdichtet. Er lässt nichts hinein und nichts mehr heraus. Feuchtigkeit, Toxine und Stoffwechselsubstanzen werden eingeschlossen. So stoppt der Wasserverlust, und die Haut fühlt sich weich an. Der Effekt ist allerdings nur von kurzer Dauer. Unter der Schutzschicht der Mineralöle bleibt die Haut genauso angespannt und trocken wie zuvor. Zudem können die hauteigenen Regulierungsmechanismen abgeschwächt werden.

Wird der abdichtende Erdölfilm bei der Reinigung aufgebrochen, entweicht die aufgestaute Feuchtigkeit, die sich an der Unterseite des Films absetzte, schneller. Die Haut wird trocken und spannt. Auch die Poren verstopfen, weil der überschüssige Talg durch die versiegelte Hautoberfläche nicht abfließt. Sie sehen Erdölgesichter bei fast jeder Mitarbeiterin in den Lifestyle-Parfümerien dieser Welt. Unter dem vertraglich verordneten Make-up brodelt es trotz Kaschierung, weil sich Bakterien und andere Mikroorganismen ideal unter dem Mineralölfilm entwickeln können.

Mineralöle und deren Abkömmlinge haben keinen erkennbaren gesundheitlichen Mehrwert für Ihre Haut. Sie können sich im Körper, in der Leber, Niere und Lymphknoten anreichern – also in unseren Entgiftungsorganen. Selbst entzündliche Reaktionen an Herzklappen lassen sich auf Paraffine zurückführen. In medizinischen Salben als Träger, in allen anderen Körperpflegemitteln und besonders in der Babypflege – die Verwendung von Erdöl ist nicht zu akzeptieren und die Umweltbilanz bezogen auf das Abwasser katastrophal. Millionen Menschen waschen und »pflegen« sich mit Mineralölprodukten. Da Mineralöl in Cremes und Lotionen nicht vollständig in die Haut einziehen kann, landen die krebserregenden Öle im Abwasser. Die Wasserwerke müssen die Erdöle wieder herausfiltern. Die Aufbereitung ist sehr aufwendig. Ein Tropfen Erdöl macht 1000 Liter Trinkwasser ungenießbar.

Mineralöle finden Sie in absoluten Billigprodukten genauso wie in Luxusprodukten der obersten Preiskategorie. Sie lassen sich leicht in Rezepturen einarbeiten und erlauben extrem preiswert herzustellende Massenware. Angenommen, Sie bezahlen für ein Marken- oder Eigenmarkenprodukt der Drogeriemärkte 3,99 € für 500 ml Körperlotion und ziehen die Handelsspanne, die Kosten für Etikett, Verschluss und Behältnis (Primärverpackung) und Herstellkosten bei einem Lohnproduzenten ab, der auch eine gesunde Kalkulation benötigt, um kostendeckend zu arbeiten, dann landen Sie bei Pfennigbeträgen für Ihre Hautpflegesubstanz. Was wollen Sie für solch einen Preis erwarten? Verhindern Sie die Ölkatastrophe auf Ihrer Haut, indem Sie Körperpflegemittel mit Erdölen nicht kaufen und benutzen.

Silikone dichten Ihre Haut ab

Das gilt selbstverständlich auch für den Verwandlungs-künstler Silikon. Silikone bilden ebenso einen wasserab-weisenden Mantel auf der Haut. Sie sind bekannt dafür, kosmetischen Formulierungen ein weiches, geschmeidi-ges, nicht fettiges Hautgefühl zu verleihen. Die Haut sieht optisch glatter und ebenmäßiger aus. Die synthetischen Polymere (Kunststoffe), die aus Erdöl gewonnen werden, kennen Sie aus dem technischen Bereich. Hauptsächlich dient Silikon zum Abdichten von Fugen und erfüllt in Kü-chen und Badezimmern seinen Zweck. Was sich als Fu-genfüller hervorragend bewährt, funktioniert im Prinzip auch als Faltenfüller auf der Haut. Silikon fungiert als Weichzeichner, der die »Haut-Fugen« glatt bügelt und deshalb zu den am häufigsten eingesetzten Kosmetikzuta-ten gehört.

Zusätzlich zu den vielseitigen Eigenschaften glänzt Sili-kon im wahrsten Sinne des Wortes mit einem sensorisch ansprechenden Profil, das natürlichen Wachsen überlegen ist. Den Glanzeffekt machen sich Haarspezialisten in Haarshampoos und besonders in Spülungen zunutze. Wie ein Schutzfilm legt sich das Dichtmittel um jedes einzelne Haar, schmiegt abstehende Hornschüppchen an den Schaft und reflektiert das Licht. Positiv geladene Moleküle do-cken an den geschädigten, negativ geladenen Haarstellen an. Silikon versiegelt kaputte Haarspitzen so weit, dass sie nicht weiter aufribbeln. Der Nachteil: Silikonrückstände sammeln sich auf Kopfhaut und Haaren an. Dafür hält die Industrie natürlich ein passendes Produkt bereit. Es gibt extra Shampoos, die die Haare wieder von Rückständen befreien.

Silikon ist ewig haltbar, fixiert Duftstoffe und Farbpig-mente und wird nach Einschätzung edler Exklusivmarken den Erwartungen einer anspruchsvollen Kundschaft, die für eine elegante Rezeptur viel Geld bezahlt, gerecht. In der dekorativen Kosmetik wissen die Produktentwickler weitere Vorteile zu schätzen. Silikone fixieren die Farbpigmente in Lippenstiften, Lidschatten und Foundations. Für ein leichtes Auftragen und für die Farbechtheit auch nach Stunden sorgen »flüchtige« Silikone. Sobald sie mit der Haut in Berührung kommen, verdunstet der cremige Teil wegen der Körperwärme. Zurück bleiben die festeren Partikel, die sich seidig, pudrig anfühlen und die Farbpigmente stabilisieren.

Klingt alles wunderbar, doch der Schein trügt. In der Kritik steht der unnatürliche Stoff wegen seines unvergleichlich abdichtenden Effekts. Es gibt kaum eine Substanz, die so gut die Haut versiegelt, dass sich Schweiß unter dem Film stauen kann. Die Haut quillt auf und wird spröde. Finger weg von Kosmetika mit dieser Deklaration: *Dimethicone, Cyclomethicone, Dimethiconol, Cyclopentoxilase, Polysiloxane, Phenyl Trimethicone* und *Dimethicone Copolyol.*

Außerdem wird dieser kosmetische Kunststoff sicherlich nicht mit dem blauen Umweltengel ausgezeichnet. Die ökologische Bilanz fällt vernichtend aus. Im Gegensatz zu Dichtungen, die fest sitzen, wird silikonhaltige Kosmetik täglich beim Waschen, Duschen und Baden abgespült und gelangt ins Wasser. Davor warnt sogar das Umweltbundesamt. Die Stadtwerke, die Wasser aufbereiten, mögen die Pflegereste gar nicht. Große Silikone bleiben an Partikeln hängen, die aus dem Abwasser herausgefiltert werden. Kleinere Silikone gelangen in den »Belebtschlamm«, der mit Hilfe von Bakterien zu Klärschlamm verarbeitet als Düngemittel in der Landwirtschaft eingesetzt wird. Über diesen Kreislauf finden sich Silikone im Grundwasser wieder.

Trotz der zweifelsfrei nützlichen Eigenschaften, die beim Auftragen auf der Haut ein sehr gutes Hautgefühl vermitteln, muss ein wertiges Kosmetikprodukt sensorische Qualitäten durch die Gesamtkomposition ohne Silikone erreichen. Das Benennen der Abdichtung auf Haut und Haar mit allen Folgen ist keine emotionsgesteuerte Kritik, sondern ein sachlich-fachliches K.-o.-Kriterium.

Fehlt der Haut Feuchtigkeit, helfen Moisturizer

Teilweise werden die gleichen Öle, die die Haut fetten sollen, als sogenannte *Moisturizer* kosmetischen Emulsionen beigemengt. Moisturizer sind befeuchtende Substanzen, die der Haut Feuchtigkeit spenden sollen. Sie bemühen sich, die epidermalen Lipide der Hautbarriereschicht zu imitieren. Körper- und Hautwasser geht durch Verdunstung in die Umgebung verloren. Die Hautfeuchtigkeit muss dann wieder aus tieferen dermalen Schichten aufgefüllt werden.

Fehlt der Haut Feuchtigkeit, hat die Industrie eine Lösung parat. Wasser, das sonst verloren ginge, wird durch die hygroskopischen Eigenschaften der Hornschicht festgehalten. Moisturizer sollen den Wassergehalt bei 10 bis 30 Prozent halten können. Das Wasserbindungsvermögen trägt dazu bei, die Hautoberfläche durch leichtes Quellen der äußeren Schichten weich zu halten. Feuchtigkeitsspendende Cremes und Lotionen sollen die Haut vor Austrocknung bewahren. Fachleute sind der Ansicht, dass Moisturizer so aufgebaut sein sollten wie der natürliche Talg, der zu 28 Prozent aus freien Fettsäuren besteht, zu 32 Prozent aus Triglyceriden, zu 14 Prozent aus Wachsen und zu 5 Prozent aus Squalen (organisch ungesättigte Verbindungen aus der Gruppe der Triterpene).

In der Kosmetik werden zwei Möglichkeiten zur Befeuchtung der Haut unterschieden. *Okklusive Moisturizer* bestehen aus öligen Substanzen, durch die kein Wasser dringen kann. Sie verhindern den Wasserverlust durch Verdunstung. Vaselin ist der effektivste Feuchtigkeitshalter in der Haut. Zum Einsatz kommen die üblichen verdächtigen Mineralöle Paraffin und Silikonöle auf Kohlenwasserstoffbasis. Lanolin ist das Sekret aus den Talgdrüsen von Schafen und wird beim Waschen der Wolle nach der Schur gewonnen. Als Lanolin wird diese Emulsion bezeichnet, wenn sie aus 65 Prozent Wollwachs, 20 Prozent Wasser und 15 Prozent dickflüssigem Paraffin besteht. Wegen des charakteristischen Geruchs ist Lanolin als Feuchtigkeitscreme weniger geeignet. Kakaobutter, Bienenwachs und Carnaubawachs sind natürliche Feuchtigkeitsspender, die ebenso über Abdichtung funktionieren.

Die andere Möglichkeit sind Stoffe, die Feuchtigkeit anziehen, wenn sie auf die Haut aufgetragen werden. Sie ziehen das Wasser aus der Unterhaut nach oben und erhöhen so den Wasserverlust durch Verdunstung. Einige typische Stoffe, die als Feuchtigkeitsspender paradoxerweise zur Hauttrockenheit führen, sind *Harnstoff (Urea)*, *Propylenglycol* (Feuchthaltemittel, Weichmacher), *Sorbitol* (Zuckeralkohol), *Hyaluronsäure* (griechisch *hyalos* = gläsern; saugt Feuchtigkeit auf wie ein Schwamm), *Retinol* (fettlösliches Vitamin A) und andere *Hydroxysäuren* (Fruchtsäuren).

Wie so oft im Leben gibt es auch in Kosmetika, die Feuchtigkeit spenden sollen, einen dritten Weg. Die Lösung besteht aus einer Kombination von hautabdichtenden und die Feuchtigkeit anziehenden Rezepturen.

Fassen wir bei Moisturizern als Fazit zusammen: Fettende Mineralöle mit den bereits geschilderten Nachteilen halten gleichzeitig Feuchtigkeit in der Haut. Es gibt zahlreiche Substanzen als Feuchtigkeitsregulator aus der Natur, die nicht weniger bedenklich sind. Kakaobutter, Lanolin, Bienenwachs, Hyaluronsäure etc. bringen mehr oder weniger kurzfristige Aha-Effekte auf der Haut. *Hydroxysäuren* greifen nicht nur die Hautzellen an, sondern auch die natürliche Lipidschicht. Auf Lanolin gibt es relativ häufig allergische Hautreaktionen, außerdem muss die Pestizidbelastung mit bedacht werden. Alle zugesetzten Moisturizer halten nicht lange vor, schaffen Abhängigkeiten und lösen nicht ursächlich mangelnde Feuchtigkeit der Haut.

PolyEthylenGlycole sind das Aspartam der Kosmetik

Ein echtes Teufelszeug in Kosmetika sind *PolyEthylenGlycole*, kurz PEG. Sie dienen ziemlich oft als Emulgatoren; das sind Hilfsstoffe, die verschiedene Substanzen wie Wasser und Öl miteinander verbinden. Achten Sie bitte auf die Abkürzung PEG mit Bindestrich und irgendeiner Zahl (z. B. PEG-15, PEG-450), die auf fast jeder INCI-Liste konventioneller Kosmetikprodukte vorhanden ist. Es gibt in dieser Stoffgruppe ca. vierhundert verschiedene PEG-Arten. Gefährlicher Hauptstoff ist *Ethylenoxid*. Da mit diesem hochentzündlichen Gas die chemische Waffe Senfgas hergestellt werden kann, fällt es unter das Außenwirtschaftsgesetz. *Ethylenoxid* wird als Desinfektionsmittel für Nahrungsmittel, Textilfasern und medizinische Geräte verwendet. Der Stoff ist hochgiftig, erbgutschädigend, fruchtschädigend und krebserregend.

Was haben PEGs in Cremes, Lotionen, Deodorants oder Zahnpasta zu suchen? Sie werden mit dem Argument verarbeitet, Wirkstoffe und Pflegesubstanzen in die Haut einbringen zu können. In der Praxis zerstören sie die Membranfunktion der Haut. Sie wird durchlässig für Schadstoffe, die durch die geschwächte Barriereschicht in die Blutbahnen gelangen und den ganzen Körper vergiften. Mögliche Folgen sind Hautirritationen, allergische Reaktionen, Rötung der Schleimhäute, Rötung der Augen, Neurodermitis und andere Störungen.

Polyethylenglycol, Polypropylenglycol und deren Verbindungen Polyglycol, Polysorbate, Laureth-Sulfat, Ceteareth-2 und Aluminium Chlorohydrex sind Bestandteil in Sonnenschutzmitteln. Beim Schwitzen verdunstet Schweiß auf der Haut und reagiert chemisch mit der Säurekonzentration und dem Sonnenschutzmittel als wahrer Giftcocktail. Selbst Gifte wie Dioxan (säurehaltiges Lösungsmittel) mit bis zu 500 ppm (parts per million, ein Millionstel Teil) treten über die geöffnete Lipidbarriereschicht bequem in den Körper ein. Wenn nun die Textilien, die wir auf unserer Haut tragen, mit PEGs desinfiziert wurden und dieser Waffenstoff auch in der täglichen Körperpflege enthalten ist, setzen wir uns doppelt dem direkten Kontakt aus.

Chemisch-synthetische Stoffe wie Polyethylenglycole sind sehr stabil und lange haltbar. Es kann Jahrzehnte dauern, bis dieser Emulgator, Konsistenzgeber und Rückfetter in der Umwelt von Mikroorganismen vollständig abgebaut ist. Polyethylenglycol ist für mich das Aspartam (Süßstoff in fast allen Bonbons und Kaugummis) in der Kosmetik. Diese Gifte verstecken sich in fast jedem konventionellen Produkt. Dafür gibt es keinen einzigen vernünftigen Grund; jeder kann gut und gerne auf diese Zutaten verzichten.

So schädlich ist Aluminiumchlorid
in Antitranspirants und Deos

Schwitzen schützt unseren Körper vor Überhitzung und wirkt wie eine Wasserkühlung. Unser gesamter Körper besitzt etwa zwei bis drei Millionen Schweißdrüsen, besonders viele an Händen, Füßen und Achseln. Wenn wir übermäßig viel schwitzen, kann es mehrere Gründe geben. Meistens ist es die große Hitze, die unsere Wasserkühlung aktiviert, gelegentlich können auch scharfe Gewürze das Schwitzen antreiben. Seltener ist Schwitzen ein Dauerzustand, der von einer Überfunktion der Schweißdrüsen herrührt.

Schweiß an sich ist geruchlos, denn er besteht zu 97 Prozent aus Wasser mit einem minimalen Salzgehalt. Der salzige Geschmack ist auf die Mineralien Kalium, Magnesium und Natrium zurückzuführen. Die restlichen Zutaten können es in sich haben und einen unangenehmen Geruch verbreiten. Es sind fast ausschließlich Säuren wie Harnsäure, Milchsäure, Fettsäuren, die über die Drüsen austreten.

Jeder Mensch hat seine persönliche Duftnote und seinen persönlichen Eigengeruch. Die Duftkomposition muss nicht unangenehm sein. Wer gesundheitsbewusst lebt, auf seine Ernährung achtet und Säurebildner meidet, scheidet über die Schweißdrüsen keine Säure aus, die dann von Bakterien zersetzt wird. Die Formel ist ganz einfach: Je saurer die Zusammensetzung, desto stärker die Zersetzung. Es sind vor allem die langkettigen Fettsäuren, die zur stechend riechenden Ameisensäure und zur Buttersäure abgebaut werden.

Wenn Sie heute durch einen Drogeriemarkt gehen (wir haben übrigens in Deutschland nur noch drei Großfilialisten als Marktteilnehmer), finden Sie mindestens einen Gang mit mehreren laufenden Metern Antitranspirants und Deodorants. Scheinbar braucht der Mensch diese Körperpflegemittel, weil er nicht mehr gut riecht. Vielen Benutzern vermittelt ein Deo das Gefühl der Sicherheit. Sie gehen nie ohne Deo aus dem Haus und nehmen es aus Gewohnheit. Produzenten machen über geschickte Werbung ihr Geschäft mit unserer Angst, irgendwo unangenehm auffallen zu können.

Ein Antitranspirant funktioniert anders als ein Deodorant. Die Bezeichnung »Anti-Transpiration« klärt bereits über die Wirkung auf. Die Schweißdrüsen unter den Achseln werden so weit geschlossen, dass Schweiß nur noch durch eine kleine Öffnung fließen kann. Je länger ein Antitranspirant wirkt, desto mehr verkleinert es die Drüsen. Anbieter werben mit einer möglichst langen Wirkdauer – vierundzwanzig Stunden, zweiundsiebzig Stunden, eine Woche schweißfrei, kein Problem. Aluminiumsalz (Aluminiumchlorid) verhindert die Geruchsbildung, indem es einfach die Drüsen verschließt. Stoffwechselprodukte fließen nicht ab, sondern stauen sich ausgerechnet dort, wo beim Menschen die größten Lymphdrüsen sitzen – im Achselbereich.

Die schweißhemmenden Eigenschaften entstehen, weil sich durch Aluminiumverbindungen die Hautporen zusammenziehen und sich ein Aluminium-Protein-Komplex bildet, der die Ausfuhrgänge der Schweißdrüsen blockiert. Der Schweißstau kann Hautreizungen und Juckreiz auslösen. Aluminiumchlorid gelangt in Spuren durch die Haut in den Körper und gilt allgemein als nervenschädigend. Darüber hinaus steht das Metall in Verdacht, sich negativ auf die Fruchtbarkeit und auf Kinder im Mutterleib auszuwirken. Am bekanntesten ist in der Öffentlichkeit der mögliche Zusammenhang mit Brustkrebs und Alzheimer-Erkrankungen. Das österreichische Gesundheitsministerium empfiehlt seit Juni 2014, die Verwendung von aluminiumhaltigen Produkten vorsichtshalber einzuschränken. Namhafte Hersteller vertreten aufgrund eigener Studien die Meinung, Aluminiumsalze seien unbedenklich. Ich habe es mir abgewöhnt, Markennamen zu nennen, denn ich will mich nicht mit Unterlassungserklärungen und Strafandrohungen aus den Rechtsabteilungen der Konzerne aufhalten.

Auch die beliebten Kristalldeos (Alaun-Deostifte) enthalten Aluminiumsalze. Chemisch ist Alaun Aluminiumkaliumsulfat und verfügt über zusammenziehende Eigenschaften. Alaun war bis vor hundert Jahren in fast jedem Haushalt präsent. Es diente als Blutstiller, wenn man sich beim Rasieren geschnitten hatte (die Klingen hatten damals manchmal einen feinen Grat, was zu Schnittverletzungen führte), oder als Blutgerinnungsmittel. Die antibakterielle Wirkung war vorteilhaft bei der Wundbehandlung. Kosmetisch nutzte man die adstringierende und bakterizide Wirkung als Antitranspirant und Deodorant, da es die Schweißabsonderung hemmte. Bereits die Römer versetzten Alaun mit Essig und benutzten es als Deodorant.

Heute sind Alaun-Kristalldeos wieder als Naturdeos beliebt. Das Alaun-Deo enthält 45,5 Prozent Kristallwasser und bildet verschiedene Kristallformen (Oktaeder, Würfel). Durch die Zugabe von Pottasche (Kaliumcarbonat), Soda (Natriumcarbonat) oder Ammoniak entwickeln sich basische Salze. Ob nun die unchlorierten Aluminiumverbindungen in natürlichen, basischen Alaun-Kristalldeos weniger schädlich sind, vermag ich nicht zu beurteilen.

Es gibt Experten der Dermatologie, die nach wie vor aluminiumchloridhaltige Antitranspirants oder Deos empfehlen. Sie raten sogar zu Produkten, die man nur zweimal in der Woche anwenden muss. Mit der Zeit verringere der Körper die Schweißbildung, so dass der Wirkstoff nur noch selten verwendet werden müsse. An der Wirkung hege ich keine Zweifel. Mir ist allerdings die Empfehlung völlig unverständlich, weil der Gesamtzusammenhang von Schwitzen als Ausleitungs- und Entgiftungsfunktion offenbar nicht verstanden wird.

Deos greifen nicht in den Körperstoffwechsel ein. Der Schweiß kann fließen. Sie zersetzen die Bakterien, die sich von den Schweißmolekülen ernähren, und übertünchen mit Duftstoffen eine mögliche Geruchsentwicklung. Deodorants gibt es als Spray, Roll-on, Stick und Creme, die als Emulsion auf die Haut aufgetragen wird. Obwohl in konventionellen Deos krebserregende Stoffe nachgewiesen wurden, gelten sie als »sicher« laut Industrieverband Körperpflege und Waschmittel (IKW).

Das Bundesinstitut für Risikobewertung (BfR) rät, Lebensmittel nicht in aluminiumhaltige Töpfe oder Schalen zu geben und z. B. bei Apfelmus, Rhabarber, Tomatenpüree oder Salzheringen auf Aluminiumfolie zu verzichten. Das Metall löse sich in Kombination mit Säuren und Salzen besonders leicht und könne auf Speisen übergehen und so in den Körper gelangen. Die unnötige Aufnahme des Leichtmetalls solle vorsorglich vermieden werden.

Diesen Tipp dürfen Sie getrost auf Antitranspirants und Deos übertragen. Ich empfehle Ihnen, ohne die Angewohnheit »Deo« auszukommen. Sie werden feststellen, dass Sie es in den seltensten Fällen benötigt hätten. Stimmt der Säure-Basen-Haushalt und die Körperpflege, haben Sie keine Unannehmlichkeiten zu befürchten. Der Verzicht auf den »Tod unter der Achselhöhle« ist erst recht angesagt, wenn Sie Körperhaare rasieren oder mit Wachs oder Sugaring (Haarentfernung auf Zuckerbasis und spezieller kosmetischer Technik) entfernen lassen. Seit in weiten Teilen der Bevölkerung die Giftigkeit von Aluminiumchlorid durchsickerte und den Beschwichtigungen seitens Industrie und Aufsichtsbehörden kein Glauben mehr geschenkt wird, geht es offenbar auch ohne diesen Zusatz. Wenn der öffentliche Druck stärker wird und sich mit dem Hinweis »ohne Aluminium« Geld verdienen lässt, dann sind bestimmte Marken, die von Konzernen kontrolliert werden, dabei. Einige Anbieter haben deshalb das Alusalz durch Meersalz ersetzt, das die schweißhemmende Wirkung unterstützt.

Die große Volksverdummung – Fluoride in Zahnpasta

Es gibt ein weiteres Spurenelement, das mindestens so stark polarisiert wie der unnötige Deo-Zusatz. Fluorverbindungen sind in fast jeder Zahncreme enthalten. Was ist Fluor für ein chemischer Stoff? Fluor zählt zu den Halogenen (Salzbildnern), gemeinsam mit Chlor, Jod, Brom und Astat. Das häufigste Halogen ist Chlor, gefolgt von Fluor und Jod. Brom ist relativ selten, und Astat entsteht nur als Zwischenprodukt radioaktiver Zerfallsprozesse. Fluoride sind die Salze der Fluorwasserstoffsäure. Feste Fluorverbindungen sind Calcium- oder Natriumfluorid.

Alle Salzbildner sind isoliert hochgiftig für den Menschen. Eine Injektion von 2,5 Gramm Natriumfluorid hat eine tödliche Wirkung. Diese Menge wird auch einer Standard-Zahnpasta als Bestandteil zugesetzt. Bei der Angabe in Gramm handelt es sich um ein Mengenelement und nicht um ein Spurenelement. Die Dosis macht das Gift! Bereits 25 ppm Fluor wirken auf Lunge, Haut und Augen stark brennend und ätzend. Gleichzeitig entsteht durch Reaktion mit Wasser giftiger Fluorwasserstoff. Und Fluorwasserstoff wird leicht durch die Haut und Schleimhaut aufgenommen. Es kommt zu schmerzhaften Entzündungen, später zu schlecht abheilenden Geschwüren.

Die Aufnahme von mehr als 20 Milligramm Fluorid pro Tag führt zu einer chronischen Fluorvergiftung. Das giftige Halogen reichert sich im Gewebe an. Symptome sind Husten, Auswurf, Atemnot und Veränderung von Struktur und Farbe des Zahnschmelzes. Die Zähne werden weniger widerstandsfähig. So weit ein kleiner Streifzug durch die Toxikologie von Fluor, welches in Form von Fluortabletten reichlich an Kleinkinder kostenlos verteilt wurde und helfen sollte, die Zähne und Knochen zu härten. Warum nun dieses Enzymgift in der Zahncreme?

Bakterien lieben zuckerhaltige Lebensmittel im Mundraum. Sie leben vom Zucker und schaffen den sauren Nährboden für Karies. Fluorid ist so giftig, dass nicht nur die Bakterien, sondern auch andere Zellen in unserem Mundraum vergiftet werden. Als Argument für die Fluorierung der Zahncremes wird besonders die Härtung des Zahnschmelzes hervorgehoben, die den Zahn widerstandsfähiger gegen Kariesbakterien machen soll. Die Toxikologie von Fluor besagt aber genau das Gegenteil. Ein harter Zahnschmelz splittert viel schneller durch harte Speisen als ein »ungehärteter« Zahnschmelz. Ein natürlicher weicherer Zahnschmelz ist widerstandsfähiger als ein durch Fluorid gehärteter.

Chlor, Fluor, Jod – fällt Ihnen etwas auf? Unser Trinkwasser wird chloriert. Zahnpasten, die jeder täglich benutzt, werden mit Fluor versetzt. Und Jod wird in einem »Jodmangelgebiet« unter raffiniertes Speisesalz gemischt. Kommunale Wasserversorger chlorieren, um das Trinkwasser zu desinfizieren und zu reinigen. Fluor wird Ihnen ungemein seriös über die aktuellsten Dentalforschungsergebnisse der Weißkittelträger im Kampf gegen Karies verkauft, so dass Sie gar nicht merken, einen Werbespot gesehen zu haben. Jod, welches für eine gesunde Schilddrüsenfunktion (Hormondrüse) in Spuren notwendig ist, steht in der Vermarktung dem Fluor in nichts nach. Die Bäckerinnung konnte für die »Volksgesundheit« gewonnen werden mit dem Hinweis: »Wir backen mit Jodsalz.« Seien Sie immer vorsichtig, wenn sich Institutionen, Verbände und Behörden im »Kampf« gegen Karies, Krebs, Schweinegrippe etc. einspannen lassen. Prüfen Sie gründlich die Plausibilität und den Wahrheitsgehalt. Wasser, Zahncreme, Brot – haben Sie noch Fragen?

Eine Kuriosität will ich Ihnen nicht vorenthalten. Wenn Sie heute eine Zahncreme ohne das Halogen Fluor entwickeln und auf den Markt bringen würden, dürften Sie das tun. Die Freiheit haben Sie. Noch. Angenommen, Ihr Produkt muss sich einem Vergleichstest stellen und die Tester bemerken das fehlende Gift in der Tube, werden Sie automatisch abgewertet. Ihr Testergebnis wird mit »mangelhaft« oder »ungenügend« benotet, egal wie gut und wirksam Ihre Zahncreme tatsächlich für Zähne, Zahnfleisch und Mundschleimhaut sein mag.

Zurück zum Fluor und seinen Nebenwirkungen. Bei lang anhaltender Fluorierung treten Schäden an Zähnen und Knochen auf. Die Knochen werden spröde. Besonders anfällig sind Menschen mit Diabetes und Niereninsuffizienz. Das nicht biologisch abbaubare Gift ist offiziell als Giftstoff klassifiziert. Aufgrund seiner hohen Reaktivität muss Fluor in speziellen Behältnissen aufbewahrt werden. Das *National Cancer Institute* (Nationales Krebsinstitut USA) schreibt dazu: »Fluorid verursacht häufiger und schneller Krebs beim Menschen als jede andere chemische Substanz.«

Das heute industriell erzeugte Abfallprodukt Fluorid schadet außerdem unserer Zirbeldrüse, einer kleinen Hormondrüse zwischen unseren beiden Hirnhälften. Sie ist der zentrale Punkt der Interaktionen zwischen der rechten und der linken Hirnseite. Die Zirbeldrüse hat mehrere wichtige Aufgaben und regelt u. a. den Melatonin- und Serotoningehalt (Schlafhormon und Glücks- und Wohlfühlhormon). Die britische Ärztin Jennifer Luke belegte, dass Fluorid zu schweren Funktionsstörungen der Zirbeldrüse führt.

Während ich dieses Kapitel schreibe, erreicht mich über Facebook eine Werbung, die alle Vorurteile gegen Fluoride bestätigt. Eine feine Prise Speisesalz wird angeboten, mit Jod und Fluorid. Auf der Verpackung klebt das »Qualitätssiegel« Öko-Test sehr gut Ausgabe 1/2010. Herzlichen Glückwunsch!

Um unseren täglichen Bedarf an Halogenen zu decken, genügen auf Ihrem Essensplan Mandeln, Nüsse, Radieschen, Blattgemüse und Wildkräuter. Lassen Sie das Brot mit Jodsalz beim Bäcker links liegen und putzen Sie Ihre Zähne mit einer basischen Zahncreme ohne Fluorzusatz, die die Säure puffert und die Mundschleimhaut im leicht basischen Milieu mit einem pH-Wert von 7,2 hält. So bleibt Ihr Zahnschmelz gesund. Auf die neueste »wissenschaftliche« Entwicklung einer Zahncreme mit künstlichem Zahnschmelz können Sie dann getrost verzichten.

Formaldehyd schädigt die Zellen

Formaldehyd und dessen Abspalter finden verdünnt mit Wasser in Desinfektionsmitteln, als Fixierungsmittel oder als Konservierungsmittel Verwendung. Obwohl es als eindeutig krebserzeugend eingestuft wurde, ist es in vielen Kosmetika und besonders in herkömmlichen Nagelpflegeprodukten enthalten. Schon in geringen Mengen reizt dieses giftige, farblose Gas die Schleimhäute und kann Allergien auslösen.

Laut Prof. Eberhard Heymann schleusen formaldehydabspaltende Stoffe den Aldehyd direkt in die Zelle. Sie gehören zu den hochreaktiven Stoffen, die die Zellen schädigen und die Haut altern lassen. Damit Sie diesen gefährlichen Konservierungsstoff entlarven können, nenne ich Ihnen die verschiedensten INCI-Bezeichnungen: *2-Bromo-2-Nitropropane-1, 3-Diol, Bronopol, 5-Bromo-5-Nitro-1,3-Dioxane, Diazolidinyl Urea, Imidazolidinyl Urea, Germaben II, Methenamine, Quaternium-15, Sodium Hydroxymethylglycinate, Tosylamide Resin.*

In Zahncremes und Mundwässern liegt die Dosis bei 0,1 Prozent, als Konservierungsstoff bei 0,2 Prozent und bis zu 5 Prozent in Nagelhärtern und Nagellacken. Ein konventionelles Kosmetikprodukt kann Formaldehydabspalter enthalten, obwohl es nicht deklariert ist. Bei Analysen ist der Konservierungsstoff schon oft in Spuren entdeckt worden. Besondere Vorsicht ist geboten, wenn diese Abspalter mit Aminen zusammentreffen. Dazu zählen *Triethanolamine* (TEA), *Diethanolamine* (DEA) und *Monoethanolamine* (MEA). Dann können sich Nitrosamine bilden, die höchst krebserregend sind.

Parabene – Konservierungsstoff mit Brisanz

Parabene und deren Natrium- und Kaliumsalze werden als Konservierungsstoffe in Lebensmitteln, Arzneimitteln *(Ethylbenzoat)*, Kosmetika und Tabak gegen Verkeimung und Schimmelpilzbefall eingesetzt. Im Tabak und in Lebensmitteln lauten die Kürzel E 214, E 215, E 216 und E 217.

Sobald in einem Kosmetikum Wasser enthalten ist, haben Bakterien, Hefe- oder Schimmelpilze leichtes Spiel. Anders als bei Lebensmitteln, die im Normalfall eine kürzere Haltbarkeit aufweisen und nach Anbruch ungenießbar werden dürfen, müssen Kosmetika während des gesamten vorhersehbaren Gebrauchs stabil bleiben und vor Verderb geschützt sein. Wenn das Topfsymbol z. B. *12 M* anzeigt, bedeutet dies eine garantierte Haltbarkeit von zwölf Monaten nach Öffnung. Eine andere Möglichkeit besteht darin, ein kosmetisches Produkt mit einer fixen Datumsangabe »Mindestens haltbar bis ...« zu versehen.

Was die Haltbarkeit anbelangt, erfordert die Entwicklung von Kosmetika Sorgfalt, denn Konservierungsmittel haben ein spezielles Wirkungsprofil. Alle zugelassenen Konservierer funktionieren z. B. ausschließlich im sauren pH-Bereich. Sind Konservierungsmittel nicht in der Liste der Kosmetikverordnung aufgeführt und bieten trotzdem als Zweitnutzen eine mikrobiologische Stabilität, darf das Produkt mit dem Hinweis »Frei von Konservierungsstoffen« beworben werden. Alkohol oder ätherische Öle bieten ab gewissen Konzentrationen eine mikrobiologische Sicherheit und wären demnach kein Konservierungsstoff.

Jeder, der einen Cremetopf kauft, muss sich darüber im Klaren sein, dass das kosmetische Produkt stabil und haltbar gemacht werden muss. Wie sollte es anders sein, wenn der Verwender mit seinen Fingern in den Cremetopf fasst, der teilweise unterschiedlichen Temperaturen ausgesetzt ist oder unverschlossen stehen gelassen wird? Parabene gelten in ihrer Wirkung gegen Bakterien und Pilze als sehr sicher und zuverlässig.

Es gibt kaum einen Konservierungsstoff, der umfangreicher erforscht wurde. Er wurde bereits 1923 zum ersten Mal eingesetzt. In den USA sind bis zu 60 Prozent aller Lebensmittel mit Parabenen konserviert. Warum regen wir Europäer uns so über Parabene auf? Der Bund für

Umwelt und Naturschutz (BUND) hat 60 000 Duschgels, Körperlotionen und Shampoos auf ihren Inhalt überprüft und herausgefunden, dass viele von ihnen zum Teil aus Chemikalien bestehen, die womöglich krank machen. In einer Veröffentlichung unter der Überschrift »Gefahr im Badezimmer« heißt es: »In jedem dritten Produkt fanden die Forscher mindestens eine von 16 Chemikalien, die die EU auf ihrer Liste hormonell wirksamer Stoffe unter ›Kategorie 1‹ führt. Dass diese Stoffe hormonelle Störungen im Körper auslösen, wurde in Tierversuchen nachgewiesen. Besonders oft enthalten sind sogenannte Parabene, die eine ähnliche Wirkung haben wie das weibliche Sexualhormon Östrogen.«

Im Jahr 2004 veröffentlichten britische Wissenschaftler eine Studie, bei der sie in Gewebeproben von Brusttumoren Parabene nachwiesen. Da die Parabene auch in Deodorants verwendet werden, lag der Verdacht eines Zusammenhanges nahe. Daher die einfache Formel: Parabene erhöhen das Brustkrebsrisiko! In Deutschland kam man trotzdem zu dem Entschluss, das Methyl- und Ethylparaben sei als sicher einzustufen und *Propyl-* und *Butylparaben* bedürfe weiterer Untersuchungen.

Fünf Jahre später kamen Parabene durch eine dänische Studie *(Danish National Institute)* erneut in die Diskussion. Sie legten hormonsystemverändernde Wirkungen auf den Tisch. Dänemark beschloss als EU-Mitgliedsland im Alleingang ein Verbot von Parabenen in kosmetischen Produkten, die für Kinder unter drei Jahren in Frage kamen. Ein wissenschaftliches Komitee legte daraufhin maximale Einsatzkonzentrationen auf Basis aller bisher vorliegenden toxikologischen Untersuchungsergebnisse fest.

Studien aus Norwegen weisen nach, dass sich Parabene aus Körperpflegeprodukten im Blut und im Urin finden. Je mehr parabenhaltige Produkte verwendet werden, desto höher der Parabenanstieg im Körper, so die Erkenntnis. Diese hormonähnlichen Stoffe werden über die Haut schneller und besser aufgenommen, als wenn man sie übers Essen streuen würde. Dann würden sie wenigstens noch über die Leber verstoffwechselt und die schädigenden Wirkungen abgemildert.

Der Umweltmediziner Klaus-Dietrich Runow ist darauf spezialisiert, Umweltgifte im Körper nachzuweisen. Mitarbeiter des SWR gaben einen Vorher-und-Nachher-Test in Auftrag. Nachdem sie die Kosmetika mit Parabenen benutzten, konnten anhand von Urinproben die Konservierungsstoffe nachgewiesen werden. Die Konzentrationen bewegten sich teils im roten Bereich. Klaus-Dietrich Runow dazu: »Aus dem Grund rate ich dazu, die Produkte nicht mehr einzusetzen. Und dann würde ich Ihnen raten, natürlich Ihre Entgiftungsvorgänge zu fördern, dass der Körper diesen Müll, so möchte ich es mal bezeichnen, schnell wieder aus dem Körper eliminiert.« Für den Experten steht fest, dass Parabene bei der Frau den Monatszyklus und die Fruchtbarkeit stören. Bei Männern nimmt die Spermien-Qualität ab.

Das Bundesamt für Risikobewertung (BfR) hält einen Ersatz für Parabene nicht für sinnvoll. Viele der gegenwärtig verwendeten anderen Konservierungsstoffe hätten ein deutlich höheres allergenes Potenzial als Parabene. Die Verkeimung kosmetischer Mittel sei aus gesundheitlicher Sicht ebenfalls unerwünscht. Dem Letzteren kann ich mich anschließen. In Kosmetikschulungen drücke ich in einem ironisch gemeinten Satz das Dilemma aus: »Lieber Parabene in der konventionellen Kosmetik, als Schimmelpilze in der zertifizierten Naturkosmetik.« Sich ausbreitende Keime und Bakterien gefährden die Gesundheit definitiv mindestens genauso, eher mehr. In Deutschland hat die Diskussion zumindest dazu geführt, parabenfreie Produkte zu entwickeln oder bestehende Rezepturen umzuarbeiten. »Parabenfrei« oder »ohne Parabene« ist zum Verkaufsargument geworden. Ob das neue Konservierungssystem weniger schädlich ist, bleibt zunächst offen.

Konservierungsstoffe unterliegen einem Zulassungsverfahren. Was der TÜV fürs Auto, ist die Kosmetik-Verordnung (KVO) für Cremes und Co. Seit Juli 2012 dürfen nur Konservierungsstoffe, die in Anhang VI, Richtlinie 76/768 EWG bzw. Anlage 6 der Kosmetik-Verordnung gelistet sind, in kosmetischen Mitteln eingesetzt werden. Parabene sind weiterhin dabei.

Duft- und Farbstoffe

Der erste Kontakt mit einer Creme oder Lotion geht meistens über die Nase. Jeder, der im Verkauf steht, kann das beobachten. Der Interessent will als Allererstes wissen, wie das Produkt riecht. Der Geruch löst den Kaufimpuls aus oder entscheidet bei Nichtgefallen über die Ablehnung. Entwickeln Kosmetikfirmen ein neues Produkt, steht die Duftkomposition ganz oben auf der Tagesordnung. In Deutschland gibt es ein international operierendes Unternehmen, das sich ausschließlich mit Duft- und Riechstoffen in Lebensmitteln und Kosmetika beschäftigt. Dort kaufen fast alle Hersteller ihre Aromen, Duft- und Parfumkomponenten.

Die Industrie entwickelt mit aufwendigen Verfahren meist aus Erdölderivaten künstliche Duftstoffe. Mit synthetisch hergestellten Riechstoffen aus dem Labor versuchen die Chemiker Duftnoten aus der Natur zu kopieren. Das gelingt in vielen Fällen täuschend echt. Die chemischen Moleküle haften lange auf der Haut und sind gesundheitlich nicht immer unbedenklich. Duftstoffe auf Petroleumbasis können Kopfschmerzen, Schwindel, Atemprobleme und Hautreizungen oder andere Überempfindlichkeiten auslösen. Das Thema Duftstoffallergie betrifft synthetische wie natürliche Substanzen. Nach Schätzungen sind 1 bis 2 Prozent der Bevölkerung auf einen oder mehrere Duftstoffe sensibilisiert.

Einige Parfumstoffe sind entgegen der Deklaration gar keine. Sie dienen als versteckte Konservierungsstoffe, auch in der zertifizierten Naturkosmetik. Bisher gibt es in der EU eine Deklarationspflicht auf der Verpackung von sechsundzwanzig häufig eingesetzten Duftstoffen. Als da sind: *Amyl cinnamal, Amylcinnamal alcohol, Anise alcohol, Benzyl benzoate, Benzyl alcohol, Benzyl cinnamate, Benzyl salicylate, Butylphenyl Methylpropional, Citronellol, Cinnamyl alcohol, Cinnamal, Citral, Cumarin, Eugenol, Evernia Prunastri Extract, Farnesol, Geraniol, Hexyl cinnamal, Hydroxycitronellal, Hydroxyisohexyl 3-Cyclohexene Carboxaldehyde, Isoeugenol, Limonene, Linalool, Evernia Furfuracea Extract, Methyl 2-Octynoate, Alpha-Methyl Ionone.*

Als stärkste Allergene unter den Duftstoffen gelten Eichenmoos *(Evernia Prunastri Extract)*, Baummoos *(Evernia Furfuracea Extract)* und Zimtaldehyd *(Cinnamal)*. Die Moose sollen bei der Herstellung von Kosmetika in Zukunft verboten werden. Die in nahezu jeder Naturkosmetik vorhandenen Mischungen aus ätherischen Ölen aus *Citral, Citronellol, Geraniol, Limonene* und *Linalool* stammen zwar aus natürlichen Pflanzen, sind jedoch zur Gänze denaturiert. Sie müssen als Einzelzutaten deklariert werden, weil sie genauso wie die Chemie allergische Reaktionen hervorrufen können. Im Übrigen haben sie auch konservierende Eigenschaften, was in der Naturkosmetik nicht gern zugegeben wird.

Immer wieder am Pranger stehen *Nitro-* und *polyzyklische Moschusverbindungen,* die in vielen Bereichen der herkömmlichen Kosmetik verwendet werden. Sie können sich im Fettgewebe ablagern und wurden auch in der Muttermilch gefunden. *Moschus Ambrette* ist inzwischen in der EU verboten. Diese Verbindung gilt als nerven- und erbgutschädigend. Weiterhin im Verkehr ist das nicht weniger schädliche *Moschus Xylol.* Polyzyklische Moschusverbindungen sind in der Umwelt schwer abbaubar. Die Duftstoffe *Tonalide* und *Galaxolide* schaden den Leberzellen, sind aber weiterhin ungehindert erlaubt.

Chemischen Duftstoffen fehlen oft flüchtige Begleitstoffe, die Naturdüfte einzigartig und unnachahmlich machen. Für die Aromatherapie sind sie selbstverständlich nicht geeignet.

Künstliche Farbstoffe finden sich hauptsächlich in Haarfärbemitteln. Am bekanntesten sind *Azofarbstoffe* mit dem *Colour-Index* plus eine fünfstellige Nummer wie z. B. *CI 11680.* Manche der chemischen Farbstoffe enthalten aromatische *Amine* (organische Abkömmlinge des Ammoniaks) oder *Anilin* (starkes Blutgift; akut giftig). Sie stehen unter Krebsverdacht. Nicht umsonst leidet die Berufsgruppe der Friseure unter vielen Lehrabbrüchen wegen Unverträglichkeiten oder Allergien auf Haarpflege- und Haarfärbemittel. Sie atmen die toxischen Gifte beim Haarefärben direkt ein und haben Hautkontakt, wenn mal etwas daneben geht. Auch in gefärbten Emulsionen, in der dekorativen Kosmetik (Lippenstifte, Lidschatten, Rouge und Make-up) werden Farbstoffe verarbeitet.

Was sind Azofarbstoffe? Mit Anilingelb entstand bereits 1861 der erste synthetische Farbstoff. Azofarben werden aus aromatischen Aminen gewonnen. Mit ihnen lassen sich Farbnuancen kreieren, die es in der Natur gar nicht gibt. Leuchtende Farbstoffe stecken z. B. in Weingummi, Brause, bunten Zuckerstreuseln etc. und sollen ADHS (Aufmerksamkeits-Defizit-Hyperaktivitäts-Störung) hervorrufen. Deshalb muss seit Juli 2010 auf Lebensmitteln mit bestimmten künstlichen Farbstoffen ein Warnhinweis zu lesen sein. Betroffen sind die Farbstoffe E 129, E 122, E 104, E 124, E 110 und E 102.

Welche der zweitausend Azofarbstoffe in Cremes und Lidschatten verwendet werden dürfen, ist in der Kosmetikverordnung geregelt. Manche Farben sind in Reinigungsmitteln erlaubt, weil der Hautkontakt nur kurz ist, in Cremes aber verboten, weil der Hautkontakt Stunden dauern kann. Uneinigkeit herrscht vor, weil immer wieder andere Behörden für die Sicherheitsbewertung zuständig sind. Die Lage bleibt weiterhin undurchsichtig. Ein fettlöslicher Azofarbstoff, der in einem Duschgel verwendet wird, kann harmlos sein, in einem ölhaltigen Lippenstift aber eine schädliche Wirkung entfalten.

Wer sicher sein will, bevorzugt Bio-Lebensmittel und zertifizierte Naturkosmetik. In ihnen sind grundsätzlich keine Azofarbstoffe enthalten.

Hyaluronsäure – das Anti-Aging-Wunder?

Hyaluronsäure muss wohl das Wundermittel gegen Altern sein. Es gibt fast keine Kosmetikmarke, die nicht ein Hyaluronsäure-Produkt anpreist. Auch Naturkosmetikhersteller sind auf den fahrenden Zug Anti-Aging und Hyaluronsäure aufgesprungen. Was ist dran an diesem Beauty-Wundermittel? Anders als der Name vermuten lässt, ist Hyaluronsäure (griechisch *hyalos* = gläsern; weil es als Hauptbestandteil im Glaskörper des Auges vorkommt) ein Naturprodukt. Wir finden sie in unserem ganzen Körper, weil sie Bestandteil des Zwischenzellraumes der Haut und in unseren Gelenken als »Gelenkschmiere« für die Beweglichkeit zuständig ist. Die Haut enthält mit 50 Prozent die größte Menge an Hyaluronsäure. Die gelartige Flüssigkeit kann etwa sechstausend Mal mehr Wasser als ihr eigenes Gewicht binden. Ideale Voraussetzungen also, um sie gegen sichtbare Zeichen des Alterns zu verwenden.

Von den Bindegewebszellen wird das Feuchtigkeitsbindemittel gebildet und stützt kollagene und elastische Fasern. Ab dem fünfundzwanzigsten Lebensjahr reduziert sich die Produktion. Die hauteigene Bildung kann den Rückgang nicht kompensieren. In Folge verliert die Haut an Spannkraft. Ab dem vierzigsten Lebensjahr können sich tiefere Falten bilden, weil die Haut zusätzlich weniger Feuchtigkeit speichern kann. Das ist die Stunde der Anti-Aging-Experten.

Anfangs wurde Hyaluronsäure aus Hahnenkämmen gewonnen. Bei der Extrahierung konnten nicht alle Eiweiße entfernt werden, weshalb manche Menschen nach der Behandlung mit tierischem Hyaluron allergische Reaktionen bekamen. Nebenbei bestand das Risiko in der Übertragung von Krankheitserregern auf den Menschen. Japanische Kosmetikunternehmen brachten Hyaluronsäure schon in den achtziger Jahren auf den Markt. Damals waren die Moleküle zu groß, um tiefer in die Haut eindringen zu können. Sie puschten den Teint nur für kurze Zeit auf, dann fiel der Wow-Effekt wieder zusammen.

Ende der neunziger Jahre wurde ein biotechnologisches Verfahren zur Gewinnung von Hyaluronsäure entwickelt. Bei diesem Herstellungsprozess werden Proteine aus Hefe fermentiert. Diese »vegetarische« Hyaluronsäure ist verträglicher und wesentlich reiner als der tierisch erzeugte Hahnenkamm-Extrakt. Trotz des höheren Preises kommt heute fast nur noch das fermentierte Hyaluron zum Einsatz. In der Humanmedizin wird es bei durch Arthrose geschädigten Gelenken gespritzt oder dient als Überbrückung bis zum bevorstehenden OP-Termin. Medikamente für Hals, Nase und Rachen können das Feuchthaltemittel für die Schleimhäute enthalten (z. B. in Nasensprays, Mundsprays, Augentropfen).

In der ästhetischen Medizin wird Hyaluronsäure genutzt, um Falten zu unterspritzen. Dadurch erhöht sich das Feuchtigkeitsvolumen in der Haut drastisch. Auch Lippen lassen sich mit der Säure aufspritzen und Gesichtskonturen formen. Ein Gramm Hyaluronsäure bindet immerhin 6 Liter Wasser. Wegen dieser Fähigkeit ist der Stoff im Beauty-Bereich interessant geworden. Während eine Injektion den Filler in tieferes Gewebe transportiert und dort einen ausgeprägten »Hebeeffekt« mit anhaltender Wirkung erzielen soll, erreichen Cremes nur die oberste Hautschicht.

Der »Wasserspeicher« steckt nicht nur in Anti-Aging-Gesichtscremes, sondern auch in Augengelen, Reinigungsprodukten, Hand- und Körpercremes. Gesichtsmasken und -seren enthalten eine geballte Ladung Hyaluronsäure. Die Säure ist heute das am meisten eingesetzte »Verjüngungsmittel« in Kosmetika. Sie soll eingefallenes Bindegewebe festigen und so Falten reduzieren. Der Stoff wird von der Haut laufend abgebaut, so dass über die Pflegeprodukte wegen der permanenten Zufuhr von Hyaluron eine Abhängigkeit entsteht. Ohne das Wundermittel bricht die Spannkraft umso stärker weg.

Auch bei einer Unterspritzung beim Dermatologen hält die Falten-Unterfütterung nicht ewig vor und muss bei Lippen und Stirn nach sechs Monaten, bei Nasolabialfalten nach sechs bis neun Monaten und bei den Wangen nach zwölf Monaten wiederholt werden. Nach der Anwendung kann es zu Schwellungen und blauen Flecken kommen, die einige Tage anhalten können.

In meinen Augen ist der Hyaluron-Hype ein oberflächliches Geschäft, das unseren Alterungsprozess nicht aufhalten wird. Wie beim einstigen Hit Kollagen fühlt sich die Haut kurzfristig besser an und sieht vielleicht auch praller aus, ohne jedoch einen langfristigen Erfolg zu sichern. Ich will kein Spielverderber sein und Ihnen die Illusion Anti-Aging ungern nehmen, aber Sie sollten aufpassen, dass Sie beim Kauf von Produkten und deren Wirkversprechungen nicht alt aussehen. Das Geld wäre besser investiert, wenn Ihre Hautzellen von innen ein basisches Milieu mit Mineralien, Spurenelementen, Vitaminen und vielem mehr vorfinden würden, in dem sie alle Nährstoffe erhalten, um sich wohl zu fühlen.

Glattgebügelt mit Botox

Botox, genauer *Botulinumtoxin,* ist die Ausscheidung des Bakteriums *Clostridium botulinum* und ein Nervengift, das die Muskeln lähmt. Das Toxin unterbricht die Nervenleitung vom Nerv zum Muskel, indem es die Informationsübertragung gezielt hemmt. Die Substanz wird seit Anfang der achtziger Jahre zur Korrektur bei Lidkrämpfen in der Augenheilkunde verwendet. Muskeln, die sich zusammenziehen, werden von einem Nerv aktiviert. Dazu setzt der Nerv einen Botenstoff *(Acetylcholin)* frei, der die Muskelaktivität auslöst. Botox verhindert die Freisetzung aus den Nerven, und die entsprechenden Partien werden vorübergehend gelähmt. Wo sich Muskeln nicht zusammenziehen können, wirft die Haut darüber keine Falten mehr.

Eine mimische Gesichtsmuskulatur bildet oft Stirnfalten oder Falten zwischen den Augenbrauen. Der Schönheitschirurg spritzt Botox direkt unter die Haut, wo die Falten sitzen. Können die Muskeln nicht mehr arbeiten, wirkt die Haut straffer und glatter. Die Behandlung wird ambulant durchgeführt. Die Injektionen müssen punktgenau sitzen. Die Wirkung setzt nach zwei bis drei Tagen ein und kann die Ausdrucksfähigkeit des Gesichtes, die Mimik, so verändern, dass Sie möglicherweise nicht mehr die Stirn runzeln können. Das Bakteriengift hält ungefähr vier bis sechs Monate vor. Die Behandlung muss zur Aufrechterhaltung des Status immer wieder wiederholt werden.

Manchmal ist Botox so gut gemacht, dass man es optisch nicht bemerkt. Ich lernte vor Jahren eine attraktive Frau um die fünfzig kennen, die in der Beauty-Medienwelt zu Hause ist. Sie wirkte jugendlich frisch, doch mich störte immer etwas an ihrer Stirn. Ich wusste von nichts, spürte aber, dass das Stirn-Chakra keine Energie freisetzte. Es war komplett blockiert. In meiner Naivität kam ich aber nicht auf Botox, weil mir so etwas völlig abwegig erschien. Erst als sie mir den Hinweis gab, Botox spritzen zu lassen, fiel der Groschen.

Unumstritten können Injektionen mit Botox Mimikfalten verschwinden lassen. Sie dringen in jenes Gewebe, das unterhalb der tiefsten Hautschicht liegt. Das Nervengift gehört jedoch in die Hand eines erfahrenen Arztes, der bei der Behandlung »dynamischer« Gesichtsfalten nicht noch weitere Gesichtsmuskeln lähmt, die für eine normale Mimik notwendig sind. Und wie kann es anders sein: Es gibt mittlerweile auch Botox-Cremes (mit dem Peptid Argireline), allerdings mit zweifelhafter Wirkung. Über Langzeitwirkungen ist bisher nichts erforscht.

Jeder soll für sich entscheiden, inwieweit er seine Mimik, die einem Gesicht Charakter verleiht, ausbremst. Das gilt für Mann und Frau, denn auch bei Männern kommt die Nervengiftbehandlung in zunehmendem Maße vor. Ich glaube nicht, dass eine so gravierende Manipulation ohne Folgen für die Gesundheit im Allgemeinen und für die Hautgesundheit im Besonderen bleiben wird. Mich persönlich würde schon das »tote« Chakra stören.

Zum Abschluss dieses Kapitels gebe ich zu bedenken, dass Sie nicht nur jeweils eine kritische Substanz in einem kosmetischen Produkt vorfinden, sondern einen Mix, bei dem die Langzeitfolgen nicht erforscht sind. Die Konfigurationsmöglichkeiten der Giftcocktails, die täglich auf die Haut geschmiert werden, sind so vielfältig, dass eine Kontrolle nicht möglich ist. Ich habe hier nur die wichtigsten Übeltäter aufgezählt. Sie dürfen sich auch fragen, warum diese teils höchst kritischen INCI erlaubt werden und welche Absicht dahinterstecken könnte. Mit Kosmetik hat das alles nichts mehr zu tun. Kosmetik leitet sich ab vom Wort *kosmos* und bedeutet Ordnung. Wenn Kosmetik mehr Schaden als Nutzen stiftet, hört der Spaß auf.

Ich bemühe mich um einen objektiven Blick auf diesen Markt. Wie kann es sein, dass Bedienstete dieses Landes oder Beamte der EU natürliche Pflanzen, Heilkräuter und deren Erzeugnisse, die manchmal über Jahrzehnte traditionell und mit großem Erfolg und ohne Nebenwirkungen angewendet wurden, verbieten oder in den Wirkaussagen beschneiden? Sind in den Ministerien und Amtsstuben Entscheider am Werk, die im Interesse der Konzern-Lobbyisten handeln oder ihr Fach nicht verstehen und gegen das Wohlergehen ihrer Bürger handeln? Wer stellt die kosmetische Ordnung wieder her? Sie, verehrte Leserinnen und Leser, indem Sie nur die Produkte von Herstellern kaufen, die Ihnen reinen Wein einschenken. Sie sind viele, und wenn Sie sich zusammenschließen, können Sie eine große Marktmacht ausüben gegen die letztendlich wenigen Anbieter, die den Weltmarkt bestimmen.

6

Saure Hautsymptome und Hautkrankheiten

Kosmetik wider osmotische Gesetzmäßigkeiten

Im Kapitel »Hautschutz, Hauttypen und Hautprobleme« habe ich bereits die verschiedenen Hauttypen beschrieben. Zur Verdeutlichung fasse ich noch einmal das Geschäftsmodell *Erzeugung von Hautproblemen* zusammen. Die Kosmetikindustrie nutzt eine findige Idee und propagiert einen Säureschutzmantel der Haut, der nicht mit basischer Körperpflege, wie sie über Jahrhunderte oder gar Jahrtausende üblich war, zerstört werden dürfe. Das Verwirrspiel pH-neutral und pH-hautneutral funktioniert so perfekt, dass mir selbst Pharmazeuten auf die simple Frage »Bei welchem pH-Wert liegt der Neutralpunkt?« oder »Was bedeutet pH-neutral?« eine falsche Antwort geben. Nach meiner Erklärung zur pH-Wert-Skala folgt Zustimmung und nicht selten ein »erleuchteter« Moment.

Saure Hautpflege auf heutzutage übliche saure Hautausscheidungen setzt das Gesetz der Haut-Osmose außer Kraft. In der Tat verhalten sich saure Körperpflegeprodukte so weit hautneutral. Das wäre für sich allein genommen nicht ganz so tragisch, wenn nicht mit anderen unsinnigen Zutaten jegliche Selbstregulation und Organfunktion der Haut verhindert würde. Trockene und feuchtigkeitsarme Haut wird von der Kosmetikindustrie regelrecht produziert. Mit verschiedensten Tensiden wird der natürliche Fettfilm der Haut abgewaschen. Es gibt für die tägliche Körperpflege mit Syndets keinen einzigen vernünftigen Grund.

Gleichzeitig wird mit der Entfernung des Hydrolipid-films der Haut viel zu viel Fett zugeführt. Dies geschieht bei konventioneller Kosmetik häufig mit billigen Mineralölen und in der Naturkosmetik mit Pflanzenölen. Die Überfettung der Haut führt zu einer Überversorgung. Die Haut stellt ihre Selbstfettung ein und wartet jeden Morgen auf ihre Ration aus Tube und Tiegel. Gleichzeitig signalisiert sie einen permanenten Fettbedarf. Sie wird immer trockener und mit der Zeit reaktionsstarr. Saure pH-Werte der Emulsionen um 5,5 und zu fette Öle auf der Haut – in diesen Punkten stimmen beide Fraktionen, konventionelle und Naturkosmetik-Hersteller, überein.

Wenn dann die Haut zusätzlich von oben richtig schön mit okklusiven Zutaten versiegelt wird, können Bakterien in den Talgdrüsenfollikeln geschützt von der abdichtenden Oberfläche und unter besten sauren Lebensbedingungen ihre Arbeit beginnen. Diese Kombinationen schaukeln sich gegenseitig hoch. Mit der Zerstörung der schützenden Barriereschicht zum »Einschleusen« alljährlich wechselnder geheimnisvoller Anti-Aging-Nährstoffe perfektioniert sich die moderne Hautpflege nach aktuellsten wissenschaftlichen Forschungen immer wieder aufs Neue. Schenken wir der Werbung Glauben, könnten wir meinen, die Wissenschaft sei der Natur überlegen.

Die Statistik und überfüllte dermatologische Praxen sprechen in Deutschland eine andere Sprache. Demnach haben 50 Prozent der Bevölkerung Hautirritationen auf Kosmetika. 30 Prozent leiden an trockener Haut und Juckreiz, 25 Prozent leiden unter Haut- und Nagelpilzen, 15 Prozent der Einschulkinder haben Neurodermitis und

10 Prozent neigen zu Neurodermitis und Ekzemen. Verstehen Sie den Zusammenhang?

Säure und Entfettung bei gleichzeitiger Überpflege und unsinnigen Zutaten stören ständig die natürliche Hautchemie. Die Haut wird am Aufbau ihrer eigenen Schutzmechanismen gehindert. Bei robusten Menschen schafft sie es aus eigener Kraft, kosmetische Gifte und Folgeschäden auszugleichen. Andere reagieren mit rissiger, spröder, trockener, fettiger Haut und einer löchrigen Barriere – eben mit sauren Hautsymptomen. Über die rein kosmetischen Hautprobleme und Befindlichkeitsstörungen hinaus können wir der Statistik entnehmen, dass fast die Hälfte der Bevölkerung von Hautkrankheiten betroffen ist. Dabei habe ich Haut- und Nagelpilze aus gutem Grund den Hautkrankheiten zugeordnet.

Unsere Haut lässt sich in ihrem genetischen Ablauf nicht von außen durch eine Pflegecreme umstrukturieren. Dies ist laut Gesetzgebung bei Kosmetika auch gar nicht erlaubt. Ein Kosmetikum darf im Prinzip nur reinigen, pflegen und schützen. Wirkaussagen wie bei einem Arzneimittel sind trotz neuer Kosmetikverordnung 2012 nach wie vor verboten.

Während Hautsymptome und Hautkrankheiten kosmetisch oder medizinisch von außen symptomatisch behandelt werden, ist die Sichtweise und Behandlung in der Naturheilkunde ganzheitlicher. Hautprobleme entstehen im Inneren des Körpers und setzen sich nach außen über die Haut fort.

Ursächliche Heilung ist nur möglich, wenn sie im Inneren des Körpers ansetzt. Vielfältige Symptome auf der Haut sind als eine Reaktion zu verstehen, bei der die Haut Giftstoffe *(Toxine),* Säureüberschuss und Stoffwechselprodukte aus dem Körper ausleitet. Wer mit saurer, abdichtender Kosmetik oder mit Kortisonsalben und anderen Arzneimitteln Hautprobleme überdecken will, heilt nicht den Betroffenen und schiebt Schadstoffe in den Zwischenzellraum zurück; mit fatalen Folgen: Die Entgiftung des Körpers wird erheblich erschwert, Krankheiten verlagern sich nach innen.

Hand- und Fußschweiß

Unsere Schweißdrüsen arbeiten im Prinzip wie ein Heizungsthermostat. Steigt die Körpertemperatur, wird Schweiß abgegeben, um den Organismus durch die Verdunstungskälte abzukühlen. Bei Kälte wird die »Wasserkühlung« gedrosselt, um mehr Wärme im Körper zu speichern.

Besonders zahlreiche Drüsen befinden sich auf den Handinnenflächen, unter den Fußsohlen und in den Achselhöhlen. Nun gibt es leidtragende Menschen, die an diesen Stellen übermäßig schwitzen, obwohl die Umgebungstemperatur normal und eine Abkühlung durch Verdunstungskälte nicht notwendig ist. Schwitzige und feuchte Hände können sehr unangenehm sein, reichen wir uns doch in unserer Kultur bei Begegnungen fast immer die Hände zur Begrüßung und Verabschiedung. Ursache für feuchte Hände sind meistens stressige oder emotional belastende Situationen. Auch Schweißfüße erhöhen nicht unbedingt den Sympathiewert, wenn Betroffene mit unangenehmen Gerüchen auffallen.

Wir schenken unseren Füßen zu wenig Aufmerksamkeit und Pflege. Fragen Sie Fußpfleger und Podologen, wie es um unsere Fußpflege bestellt ist. Die meisten Menschen bestehen den Beauty-Check nicht. Selbst schönheitsbewusste Menschen fallen mit einer sträflich vernachlässigten Fußpflege auf. Dabei beschränken sich gepflegte, ästhetische und gesunde Füße keineswegs nur auf das bunte Lackieren der Nägel.

Unsere Füße tragen uns dorthin, wo die Augen bereits waren. Bei einem durchschnittlich zu erwartenden Lebensalter von fünfundsiebzig Jahren kommen ca. 140 000 Kilometer zusammen. Je nach Körpergewicht haben sie jeden Tag viel zu tragen. Falsches Schuhwerk und Strümpfe und Socken aus Synthetikfasern tun ein Übriges und begünstigen Fußschweiß. Die Fußsohle besitzt mit Abstand die meisten Schweißdrüsen der Hautoberfläche mit ca. siebenhundert Ausführungsgängen pro Quadratzentimeter. Schon aus diesem Grund scheidet der Körper einen Großteil des Schweißes über die Fußhaut aus.

Gerade im Winter können Schweißfüße zum Problem werden. Dicke Socken und geschlossene Schuhe in beheizten Räumen können einen Wärmestau erzeugen. Wasserdichte Schuhe, Gummistiefel und Sportschuhe verhindern den Feuchtigkeitsaustausch zwischen innen und außen. Der entstehende Fußschweiß kann nicht richtig verdunsten und begünstigt Erkältungskrankheiten. Das feuchtwarme Fußklima bietet zusätzlich ideale Bedingungen für Fußpilze, Warzen und Ekzeme.

Die Naturheilkunde sieht Fußschweiß aus einem weiteren Blickwinkel. Ich zitiere den Schweizer Arzt Dr. Alfred Vogel: »Die Füße können als nützliche Ausscheidungsorgane und Hilfsniere betrachtet werden.« Er wollte damit sagen, dass Menschen mit übermäßigem Fußschweiß in der Regel über schwache Nieren verfügen oder ein übersäuerter Körper ersatzweise über die Füße diejenigen Stoffe ausscheidet, die die Nieren nicht schaffen. Deshalb riecht das lästige Übel so unangenehm und kann zu einer echten psychischen und sozialen Belastung werden.

Entgegen der weit verbreiteten Meinung, man könne die Schweißbildung einfach unterdrücken, weil sie bei der

Entgiftungsfunktion keine Rolle spiele, sehe ich einen engen Zusammenhang zwischen Übersäuerung im Inneren und übler Schweißbildung an Händen, Füßen und Achseln. Hände und Füße sind am weitesten von den inneren Organen entfernt. Der Organismus schiebt Schadstoffe möglichst weit weg vom Thorax, damit die Organfunktionen aufrechterhalten bleiben und ein weitestgehend störungsfreies Leben ablaufen kann. In den Füßen machen sich Übersäuerungserscheinungen optisch und schmerzhaft bemerkbar mit überdurchschnittlichem Säure-Schwitzen, Säure-Brennen und Säure-Ablagerungen in Form von unansehnlicher Hornhaut. Dass der Übersäuerungspegel unten in den Füßen beginnt, zeigt sich z. B. auch an geschwollenen Füßen durch Wasserzurückhaltung und offenem Fuß direkt über dem Knöchel. Die Giftkonzentration ist so hoch, dass die Haut sich wie ein Entgiftungsventil öffnet und ätzende, saure Sekrete abfließen. Ich habe heute noch den säuerlichen Geruch in meiner Nase, als ich zur Zivildienstzeit im Alten- und Pflegeheim offene Füße täglich baden und verbinden musste.

Veranlagungsbedingt scheidet der Ausleitungstyp saure Stoffwechselendprodukte als Hand- und Fußschweiß über die Drüsen aus, um den Körper zu entlasten. Der Ablagerungstyp bildet verstärkt Hornhaut, und der Entzündungstyp hält Wasser zur Verdünnung der Säurekonzentration im Körper zurück.

Was können Sie für frische und gepflegte Füße tun? Tragen Sie keine Plastikschuhe, Kunstlederschuhe oder Schuhe mit Gummisohle. Ziehen Sie nur Strümpfe und Socken aus Naturmaterialien wie Baumwolle und Wolle an und laufen Sie barfuß, wo es nur geht. Sommerzeit ist Barfußzeit. Endlich bekommen die Füße wieder Luft. Spüren Sie, wie herrlich es sein kann, morgens über eine feuchte Wiese zu waten. Auch im Winter sind einige Runden im Schnee ein wohltuendes Vergnügen. Waschen und brausen Sie Ihre Füße täglich – auch im Wechsel kalt, warm, kalt. Im Orient sind seit jeher Fußwaschungen rituelle Handlungen. Pfarrer Kneipp empfahl das Wassertreten als Therapie und Gesundheitsvorsorge.

Fußbäder bewirken oftmals wahre Wunder und sind ein Schönmacher für Ihre Füße. Ein warmes Fußbad vor dem Schlafengehen schenkt erholsamen, tiefen Schlaf. Im Sommer vertreibt ein angenehm kühles Fußbad das Schweregefühl und spendet Erfrischung bei großer Hitze und drückender Schwüle. Fußbäder mit den richtigen Zusätzen dämmen Fußschweiß und -geruch ein. Aus der klassischen drogistischen Lehre sind gerbstoffhaltige Auszüge von Eichenrinde und Walnussblättern überliefert. Besorgen Sie sich 200 Gramm Eichenrinde oder 200 Gramm Walnussblätter und kochen Sie diese mit 2 Liter Wasser auf. Anschließend mindestens 30 Minuten ziehen lassen und die Füße baden. Zur Not eignen sich fünf Beutel Schwarztee, der ebenso Gerbstoffe enthält und die Schweißbildung einbremst. Das Trinken von dreimal täglich Salbeitee unterstützt die schweißhemmenden Wirkungen. Fußbäder in Obstessig helfen vorübergehend und erfrischen heiße Füße.

Mein Favorit gegen Schweiß und Geruch sind basische Hand- und Fußbäder zwei- bis dreimal in der Woche. Damit schlagen Sie zwei Fliegen mit einer Klappe (Tierliebhaber mögen mir die Metapher verzeihen). Fußschweiß und Geruchsbildung verschwinden, und gleichzeitig packen Sie die Ursache am Schopf, indem Sie über die Osmosewirkung die Säureausleitung unterstützen. Wenn Sie zusätzlich Kaffee, Süßigkeiten, Fleisch, Colagetränke und Limonaden aus Ihrer Ernährung verbannen, ist mit baldigen Erfolgen zu rechnen und die Scheu, sich die Schuhe auszuziehen, verschwunden. Außerdem bestehen Ihre Socken den »Schnuppertest« mit Bravour.

Fix gemacht ist ein morgendliches Fuß-Peeling aus Meersalz oder Basensalz und Sesamöl. Massieren Sie Ihre Füße und Hände und beginnen Sie an den Fuß- und Fingerspitzen und in den Zwischenräumen. Im Fußgewölbe wirken leichte, kreisende Bewegungen im Uhrzeigersinn entspannend. Brausen Sie die Salz-Öl-Mischung mit reichlich Wasser ab, und Ihre Hände und Füße sind fit für den Tag. Als schöner Nebeneffekt fühlt sich die Haut geschmeidig weich an, und die Nägel erhalten einen neuen Glanz.

Ans Herz legen will ich Ihnen einen regelmäßigen Hand- und Fuß-Check. Gönnen Sie sich Maniküre und Pediküre bei Ihrer Hand- und Fußpflegerin, denn Sie haben es sich verdient. Hände und Füße tragen maßgeblich zu einem gepflegten Erscheinungsbild bei. So schweben Sie auf frisch behandelten Füßen durch die Stadt. Denken Sie daran, gepflegt und schön ist das neue Statussymbol.

Alters- und Pigmentflecken

Mit zunehmendem Alter und bei über 90 Prozent der über Sechzigjährigen treten braune Flecken auf der Haut auf. Diese Hautveränderungen können klein sein oder einige Zentimeter groß werden und entstehen durch vermehrte Ablagerungen des Pigments *Lipofuszin* in der oberen Hautschicht. Die Form reicht von rundlich über oval bis hin zu einem unregelmäßig begrenzten gelb-braunen bis dunkelbraunen Fleck. Sie sind völlig harmlos.

Altersflecken erscheinen hauptsächlich im Gesicht und an den Händen und Unterarmen. Ihr Erscheinen gilt als ganz normaler Alterungsprozess und soll eine Spätfolge von intensiver Sonnenstrahlung sein. Tatsächlich sind sie typische Anzeichen vorzeitiger Hautalterung und chronischer Lichtschäden. Vor allem Menschen mit heller Haut bekommen häufiger Altersflecken, weil die Haut lichtempfindlicher reagiert. Im Gegensatz zu Sommersprossen verblassen Altersflecken im Winter nicht.

Vorbeugend sollten Sie intensive Sonnenstrahlung in der Mittagszeit meiden, weil zwischen 11 und 15 Uhr die Sonne am höchsten steht und die UV-Strahlung am intensivsten ist. Tragen Sie einen großen Sonnenhut, der Gesicht, Dekolleté und Schultern gut abschirmt, und leichte Kleidung. Von innen schützen die Vitamine A, E und C und die Spurenelemente Selen und Zink vor Altersflecken. Essen Sie daher farbige Früchte, Karotten, Aprikosen, Orangen und Vollkornprodukte und Weizenkeime.

Wenn die Haut mit UV-Strahlung in Berührung kommt, schützt der körpereigene Farbstoff Melanin, indem er die Strahlen in Wärme umwandelt und eine gleichmäßig verteilte Bräune schenkt. Dieser Vorgang in der Haut kann durch zahlreiche Faktoren gestört werden. Einige Zellen produzieren zu viel Melanin, wodurch eine Hyperpigmentierung entsteht. Oder es bildet sich gar kein Melanin, was zu weißen Flecken führt *(Depigmentierung)*. Sind Pigmentstörungen genetisch bedingt, kann man kaum etwas dagegen tun. Die meisten Pigmentstörungen entstehen aber durch äußere Einflüsse. Auch Folsäure- oder Vitamin-B_{12}-Mangel kann Ursache von Pigmentstörungen sein.

Altersflecken und Pigmentstörungen sind harmlose Hautmerkmale, die nicht behandelt werden müssen. Viele stören sich aus ästhetischen Gründen an den Hautflecken und lassen sie in einer dermatologischen Praxis entfernen. Eine sanfte Methode zur Entfernung gibt es allerdings nicht. Gebräuchlich sind aggressive Peelings auf Säurebasis (Vitamin-A-Säure, Ascorbinsäure), die tief in die Haut eindringen. In asiatischen Ländern sind Bleichcremes sehr beliebt. Bei einer Laserbehandlung werden die Pigmentansammlungen durch Lichtenergie zerstört und anschließend von den Immunzellen abgebaut. Bei einer Kältetherapie (Kryopeeling) wird die Oberhaut mit flüssigem Stickstoff vereist, so dass sie abstirbt.

Meine Erfahrung bei Alters- und Pigmentflecken beruht nicht auf Säure-, sondern auf Basenbehandlungen. Als verblüffender Nebeneffekt berichteten mir Männer und Frauen, dass nach der Anwendung von basischer Körperpflege unschöne dunkle Hautablagerungen komplett verschwanden. Sie fragten mich nach einer Erklärung, die ich sofort geben konnte. Wenn jemand eine basische Lotion oder Creme mit einem pH-Wert von 7,4 benutzt und sich eincremt, entsteht ein leichter osmotischer Druck. Diesem können sich die melaninen Ablagerungen nicht entziehen und werden über eine Sogwirkung aus der Haut herausgezogen. Männer, die sich typischerweise im Badezimmer aus den Kosmetiktöpfen und -tiegeln ihrer Frauen bedienten, riefen mich an und fragten: »Kann es sein, dass durch die basische Kosmetik meine Altersflecken auf den Händen verschwunden sind?« Ja, das ist so.

Die Erfolgschancen sind natürlich von Haut zu Haut unterschiedlich. Die Berichte sind aber keine Einzelfälle. Auch Frauen, die vergeblich versuchten, in ihrem Gesicht großflächige Pigmentflecke mit allen erdenklichen Cremes abzuschwächen, berichteten, dass mit basischer Gesichtscreme das lästige Übel erheblich kleiner oder vollständig ausradiert wurde.

Saure Kosmetika auf saure Hautausscheidungen verhalten sich eben hautneutral – es passiert nichts. Ein idealer pH-Wert von 7,4 ist hundertmal basischer als ein pH-Wert von 5,5. Der osmotische Druck ist sanft, wie es bei einem Produkt, welches über Stunden auf der Haut verbleibt, aus dermatologischer Sicht auch sein muss. Körperpflege mit pH-Wert 5,5 oder niedriger schiebt Substanzen in die Unterhaut und in den Zwischenzellraum zurück, basische Körperpflege unterstützt die Haut in ihrer Ausleitungsfunktion und zieht Substanzen über die Haut heraus.

Lassen Sie mich einige Worte zur Pigmentstörung Weißfleckenkrankheit *(Vitiligo)* sagen. Die Ursachen dieser Pigmentstörung sind bisher nicht bekannt. Vermutet werden genetische Defekte oder eine Autoimmunreaktion. Auf der Haut bilden sich farbpigmentlose helle Flecken, die meist an den Händen und im Gesicht zu sehen sind. Die Weißflecken können als ästhetisch störend empfunden werden. Ich finde auch über den Rahmen der Säure-Basen-Therapie und -Regulation hinaus keine Antwort auf diese Hauterscheinung.

Warzen – hässliche Störenfriede

Warzen können Hände, Füße und andere Körperstellen befallen. Sie sind hässlich, aber in der Regel harmlos. Warzen im Gesicht stehen in der Mythologie für Verhexung und Abstoßung einer Person. Jeder Betroffene will die gräulichen Hautwucherungen aus verhornter Oberhaut aus verständlichen Gründen so schnell wie möglich loswerden.

Warzen sind eine Reaktion unseres Körpers auf eine Infektion. Übertragen werden Viren über Körperkontakt oder kontaminierten Boden in der Sauna oder im Schwimmbad. Es gibt über hundert verschiedene Viren, die Warzen auslösen. Durch kleinste Verletzungen der Haut oder Schleimhäute geraten die Viren ins Gewebe und starten mit der hässlichen Hautwucherung. Wer ein intaktes Immunsystem hat und in der Säure-Basen-Balance lebt, dem können die Viren nichts anhaben.

Ich kenne kaum eine Hautkrankheit, bei der so viele Behandlungsmöglichkeiten und Erfolgsgeschichten vorliegen. Das Spektrum reicht von Arnika-Tinktur bis »um Mitternacht über den Friedhof spazieren«. Eine Auswahl erfolgversprechender Tipps will ich hier aufführen, denn es kann ganz schön lästig sein, wenn jemand erbsengroße, erhabene Knötchen unter der Fußsohle hat, die ihn beim Laufen behindern. Nicht nur kosmetische Gründe sprechen für ein Entfernen der Warzen, sondern auch die Verhinderung der weiteren Ausbreitung. Die Methoden sind vielfältig. Erfolgsberichte liefern sowohl Anhänger der Säure- wie die der Basenanwendungen.

Ameisen-, Zitronen- und Milchsäure, mit einem Wattestäbchen auf die Warze aufgetupft, durchdringt die Warze und lässt sie austrocknen. Bekannt geworden durch eine Radiosendung im WDR, moderiert von Carmen Thomas, ist die Eigenurin-Behandlung. Hier kommt auch die Wirkung einer Säure – der Harnsäure – zum Tragen. Über den sauren Weg zum Erfolg zu gelangen geht auch mit einer Lösung aus Essig und Salz. Desinfizierenden Charakter haben Behandlungen mit Zwiebel- und Knoblauchscheiben, die dünn geschnitten über Nacht auf die Warze gelegt und mit einem Pflaster fixiert werden. Antibakterielle Eigenschaften hat ebenso Teebaumöl, auf das viele schwören. Wieder andere reiben die Warze mit Rizinusöl ein.

Zu den basischen Behandlungsmethoden zählt Speichel, der, morgens nüchtern mit benetzten Fingern auf die Warze aufgetragen, ein wirksames Mittel sein soll. Das Einreiben der Warze mit einer aufgeschnittenen Kartoffel oder das Betupfen mit bitteren Schwedentropfen oder Brennnesseljauche nutzt basische Lösungen als Erfolgsrezept. Schneiderkreide oder Specksteine, die aus gepresster basischer Kreide oder Talkum bestehen und zum Markieren von Schnittmustern und Falten auf Stoffen dienen, eignen sich zum mehrmaligen Bestreichen am Tag und können Warzen vertreiben. Basische Hand-, Fuß- und Vollbäder an den betroffenen Stellen und das Einreiben mit einer Ölmischung aus Sesam-, Rizinus- und Nachtkerzenöl in Kombination mit einem Kräutersud aus Johanniskraut und Basilikum haben sich als sehr wirksam erwiesen.

Zusätzlich zu den aufgezählten äußeren Anwendungen direkt auf die Warzen stammt aus der Homöopathie die Empfehlung, Mineralien nach Dr. Schüßler innerlich einzunehmen. Gegen Warzen helfen Calcium fluoratum, Kalium chloratum und Natrium sulfuricum. In homöopathisch niedriger D4- bis D12-Potenz wird Thuja occidentalis angeboten. Der Abendländische Lebensbaum bildet an Zapfen und Zweigspitzen ein giftiges Öl *(Thujin),* welches zur Tinktur verarbeitet wird. Es ist ein typisches Warzenmittel, das sowohl innerlich als auch äußerlich bei Feigwarzen im Genitalbereich zum Einsatz kommt.

Es gibt Menschen, die zehn, zwanzig Warzen auf ihrer Haut hatten und mit den beschriebenen Mitteln die Störenfriede vertrieben. Das Besondere an der Warzenvertreibung ist, dass, wenn beispielsweise nur die Warzen an den Fingern behandelt wurden, auch Warzen zwischen den Schulterblättern oder im Gesicht verschwinden können. Was fast alle Erfolgsberichte eint, ist nach dem Verschwinden die endgültige Befreiung von den ansteckenden Hautwucherungen. Sie kommen selten zurück. Und wahrscheinlich trägt der Glaube an die jeweilige Methode nicht unwesentlich zum Heilerfolg bei.

Augenringe und Tränensäcke

Schöne, leuchtende und strahlende Augen sind ein Aushängeschild und von entscheidender Bedeutung für die Attraktivität. Schwere Lider, Tränensäcke und Krähenfüße passen nicht ins Bild und hinterlassen einen müden Eindruck. Eine durchzechte Nacht lässt sich an den Augen ablesen. Nicht umsonst hat die kosmetische Industrie ihr Angebot an Augenpflegeprodukten stark ausgeweitet und preist spezielle Cremes, Masken und Seren für die Augenpartie an. Sie wissen inzwischen, was ich davon halte. Eine gute Hautpflege wird von einer gesunden Lebensweise beeinflusst. Die schlimmsten Feinde der Haut sind unausgewogene Ernährung, mangelnde Bewegung, Alkohol, Zigaretten und übertriebene Sonnenbäder. Es gibt einige einfache Tricks, die die Augen-Blicke anziehen.

Es ist richtig, dass die Augenpartie eine feinere Struktur des Hautgewebes aufweist. Der Zellzusammenhalt in der Epidermis gibt nach, und mit zunehmendem Alter verflacht die Verbindung zwischen Leder- und Oberhaut. Elastizität und Spannkraft der Augenpartie schwinden. Die Haut erschlafft, und die Anfälligkeit für Ermüdungserscheinungen steigt an. Augenringe und Tränensäcke sind das größte optische Problem. Augenringe signalisieren Schlafmangel, Regenerationsmangel und Müdigkeit. Vor allem durch die tägliche Arbeit an Bildschirmen spiegeln sich Belastungen wider. Die Mikrozirkulation ist geschwächt, das Blut fließt langsamer durch die feinen Gefäße und sorgt unter der dünneren Haut für dunkle Schatten.

Ständig dunkelblaue bis schwarze Ränder unter den Augen können auf eine Nierenschwäche hindeuten.

Morgendliche Tränensäcke unter dem Unterlid bestehen meist aus Wasserdepots, weil die Lymphe während der Nacht mit reduzierter Zirkulation arbeitete. Im günstigsten Fall fließt das Wasser wieder schnell ab. Fettansammlungen lassen ebenfalls die Lider allmählich vorwölben. Dies geschieht, wenn das Gewebe unter den Lidern bereits stark ausgedehnt ist. Dann nutzt der Körper diesen freien Raum, um Fett zu speichern. Tränensäcke aus Wasser oder Fett sind ein optisches Zeichen für hochgradige Übersäuerung, schwache Entgiftungsleistung der Niere und Lymphe und stehen einem jugendlich frischen Gesichtsausdruck sowohl stofflich als auch feinstofflich *(Aura)* im Wege.

Leichte, nicht fettende Augenpflegeprodukte können die Ursache nicht aufheben, wenngleich es zugegebenermaßen gute Augengel-Texturen gibt, die das Abfließen des Wassers aktivieren. Ganz pragmatisch gegen geschwollene und gerötete Augen wirken aufgebrühte und im Kühlschrank abgekühlte Teefilterbeutel mit Schwarztee oder Kamillentee. Schwarztee enthält Gerbsäure, die die Gefäße zusammenzieht. Echter Kamillentee in Arzneiqualität muss pro Kilo getrocknete Droge 4 Milliliter ätherisches Öl enthalten. Dann wirkt der Korbblütler *(Asteraceae)* entzündungshemmend und abschwellend. Die Teefilterbeutel legt man zehn Minuten auf die Augenlider und entspannt dabei.

Wenn ich übermüdet bin oder mich für eine Veranstaltung kurz auffrischen will, gehe ich zur Toilette, nehme zwei Papierhandtücher, tränke sie etwas mit kaltem Wasser und drücke das Provisorium eine Weile auf die Augen. Selten muss ich das Procedere wiederholen. Manchmal reichen für einen Frischekick einfach Hände aus, die unter kaltes Wasser gehalten wurden.

Bei strapazierten und verklebten Augen schafft ein Sud aus Augentrostkraut und Echter Kamille Abhilfe. Brühen Sie je einen Esslöffel mit einem Viertelliter Wasser auf und lassen Sie den Sud zehn Minuten ziehen. Den abgeseihten und abgekühlten Sud füllen Sie in eine Augenbadschale und baden die Augen damit.

Sanfte Massagegriffe und Augenübungen bringen im Nu wieder einen wachen Blick. Schließen Sie die Augen und legen Sie Ihre Handflächen für zwei bis fünf Minuten leicht auf die Lider. Bei einer anderen Übung schließen Sie ebenfalls die Augen, dann öffnen und für einige Sekunden einen Großbuchstaben in einem Buch fixieren. Anschließend richten Sie Ihren Blick in die Ferne. Die Übung wiederholen Sie ein paarmal.

Eine leichte Druckpunktmassage können Sie selbst durchführen. Sie legen die Fingerkuppen auf die Augeninnenwinkel und drücken sanft für einige Sekunden. Dann drücken Sie Ihre Finger leicht gegen die Schläfen und streichen von dort die Haut zu den Innenwinkeln. Eine spezielle Massagetechnik wie die Lymphdrainage mildert Tränensäcke und transportiert Schlackenstauungen im Augenbereich ab.

Masken sind Muntermacher für Gesicht und Augen. Ich empfehle eine basische Gesichtsmaske, die Sie mit etwas Wasser in den Handflächen aufemulgieren und auf die Gesichtshaut auftragen. Im Augenbereich tupfen und verteilen Sie eine kleinere Menge und sind entsprechend vorsichtig um die Augen herum. Eine basische Crememaske dürfen Sie über die Augenlider und auf der Stirn verteilen. Auch die Halspartie, die ja manchmal recht deutlich das Alter verrät, dürfen Sie mit der Maske bedenken. Nach fünfzehn bis zwanzig Minuten Entspannung und Einwirkzeit waschen Sie die Maske lauwarm mit Wasser ab. Die Klarheit, Reinheit und der frischen Teint wird Sie überraschen. Ein basisches Vollbad ein, zwei Grad unter Körpertemperatur oder Yogaübungen verscheuchen sichtbare Zeichen von Müdigkeit und Anspannung.

Klaren Durchblick von innen bekommen Sie, indem Sie Vitamin-A- und Vitamin-C-reiches Obst und Gemüse auf Ihrem Ernährungsplan berücksichtigen. Möhren, Brokkoli, Petersilie, Aprikosen und Sanddorn enthalten viel Vitamin A, das Sie immer mit einem Schuss Öl essen sollten. Vitamin C fördert die Durchblutung. Eine Tasse Birkenblättertee vor dem Schlafengehen hat eine harntreibende Wirkung und verhindert Wasserstauungen.

Augenringe mag man mehr oder weniger gut kaschieren können, bei Tränensäcken nützen der beste Abdeckstift und die mühevollste Untermalung nichts. Eine Entsäuerungskur ist angeraten, die den Zwischenzellraum auf schonende Weise von Verdichtungen frei macht. Nur mit einer intakten Grundregulation lassen sich diese optischen Symptome, hinter denen sich ernsthafte Erkrankungen entwickeln und verstecken können, ursächlich beseitigen.

Unreine Haut und Akne – eine kosmetische und medizinische Herausforderung

Unreine Haut und Akne gehören zu den häufigsten Hautproblemen. Kann man unreine Haut selbst wieder in den Griff bekommen, oder gehört die Behandlung in eine fachkundige Hand? Sind vermehrte Talgdrüsenproduktion und Akne medizinische Probleme, oder handelt es sich nur um störende Hauterscheinungen? Wo ist die Grenze der Kosmetik erreicht, und wo fängt die Hautkrankheit an? Diese Grundsatzfragen lassen sich nicht eindeutig klären.

Vereinzelte Pickel sind noch kein Drama und gelten bis zu einem gewissen Grad als normal. Eine ausgeprägte Akne mit hohem Leidensdruck und Entzündungsprozessen im Gesicht definieren wir unstrittig als Hautkrankheit.

Eine unreine Haut glänzt fettig und zeigt vereinzelt rote

Pickel. Die Talgdrüsenproduktion ist erhöht und die Talg-drüsenausgänge verhornt. Hautunreinheiten zeigen sich im Gesicht und auf der Brust mit schwarzen und weißen Mitessern. Bei offenen Mitessern erhärtet der Talg und bil-det an der Luft mit Schmutz dunkle Anlagerungen. Diese den Talgdrüsengang verstopfende Pfröpfchen lassen sich leicht ausdrücken und entfernen. Verhärtet der ursprüng-lich weiche, ölige Hauttalg in den Follikeln ganz, dann entstehen geschlossene Mitesser. Sie sind als weiße Talg-knötchen unter der Haut zu sehen. Diese chronische Hemmung des Talgflusses stellt den Grenzfall zwischen kosmetisch oder medizinisch behandelbarer Hauterschei-nung dar.

Wenn die Drüsen zu viel Talg produzieren, können sich die Poren entzünden. Pickel läuten das nächste Stadium ein. Durch Entzündungen des umliegenden Gewebes ent-stehen Knötchen (Papeln) und Bläschen (Pusteln). Je nach Intensität bilden Papeln und Pusteln den Übergang zu ei-ner Erkrankung der Haut. Bei einer Akne, die eine Er-krankung der Talgdrüsenfollikel ist, wird der Talgfluss gestaut. Die Follikel weiten sich und füllen sich mit der Talgflüssigkeit und Hornzellen.

Akne betrifft nicht nur Jugendliche in der Pubertät. Sie kann in jedem Alter auftreten. Ursache einer erhöhten Talgproduktion soll nach Fachleuten eine Dysfunktion der Sexualhormone sein. Besonders die männlichen Androgene verantworten die Überproduktion. Die Er-nährung soll so gut wie keinen Einfluss auf eine Akne ha-ben. Auch der direkte Zusammenhang zwischen Darmge-sundheit und Hautgesundheit findet wenig Beachtung.

Das sehe ich anders. Der Körper reagiert stets dann über die Haut, wenn die Ausleitungsorgane Niere und Darm überfordert sind. Der Akne liegt fast immer eine Nieren- oder Darmstörung zugrunde. Zur Anregung der Ausscheidung hat sich ein traditioneller Blütentee mit Hagebuttenschalen, Heidekraut-, Mädesüß-, Holunder-, Schlüsselblumen-, Lavendel- und Hibiskusblüten bewährt. Diese Teemischung unterstützt die Säure-Basen-Regulation und darf wegen der Fähigkeit, die Säureausleitung zu erleichtern, als Nierenfunktionstee bezeichnet werden. Das Trinken von zwei bis drei Liter stillem Wasser oder Kräutertee fördert zusätzlich die Ausscheidung von Schlacken über die Nieren. Zur äußeren Nierenanregung helfen Zinnkrautsitzbäder und basische Vollbäder.

Um Akne einzudämmen, taugt der Klassiker »Meide Pommes frites und Schokolade« immer noch. Diese beiden Lebensmittel stehen stellvertretend für gesättigte Fettsäuren, gehärtete Transfettsäuren und Kohlenhydrate, die den Blutzuckerspiegel hochtreiben. Akne-Patienten sollten Kohlenhydrate meiden, die den Blutzuckerspiegel hochjagen und damit einen hohen Insulinspiegel provozieren. Insulin senkt nicht nur den Zuckergehalt im Blut, sondern nimmt gravierenden Einfluss bei der Entstehung von Akne. Das Hormon regt die Androgen-Produktion an und die wiederum die Talgproduktion. Die Kausalkette lautet: Zucker–Insulin–Androgen–Talgdrüsen–Akne!

Eine weitere Kausalkette wurde bereits vor über siebzig Jahren geprägt und 2011 bestätigt: Darm–Gehirn–Haut! Die Dermatologen John H. Stokes und Donald M. Pillsbury erklärten den Einfluss des Darms auf die Haut. Emotionaler Stress und ungesunde Lebensweise verändern die Darmflora und erhöhen die krankhafte Durchlässigkeit der Darmschleimhäute. Der »löchrige Darm« bewirkt eine Selbstvergiftung, was chronische Entzündungen und eine Insulinresistenz nach sich ziehen kann. Die Kettenreaktion begünstigt Akne. Folglich gehört eine Darmsanierung zu den allerersten Schritten, um Akne zu behandeln.

Eine intakte Darmflora stellen Sie wieder her, wenn Sie

mindestens über vier Wochen ein Probiotikum mit Heidelbeeren und einem Kräuterauszug von Lindenblüten, Cistus, Fenchel, Anis, Holunderblüten, Kamille, Thymian, Oregano, Salbei, Ehrenpreis, Wacholder und Brennnessel einnehmen. Über eine Fermentation entstehen probiotische Bakterien und für den Darm nützliche Mikroorganismen, die von Antibiotika zerstört wurden. Rechtsdrehende Milchsäurekulturen bauen die Darmflora wieder auf. Die Nieren und der Darm brauchen gute Voraussetzungen für eine kraftvolle Entgiftung, damit der Organismus nicht gezwungen wird, Toxine über den Notausgang Haut loszuwerden.

Ich selbst litt als Jugendlicher enorm unter einer starken Akne. Bierhefe galt damals als ein Rezept, welches die Symptome allerdings zunächst erheblich verschlimmerte. Die Hefe trieb Unreinheiten richtig aus der Haut heraus. Ich versuchte dem mit Quark-Honig-Packungen Herr zu werden, was bestenfalls kurzfristig half. Aus kosmetischer Sicht kam erschwerend hinzu, dass ein Heilpraktiker, bei dem ich in Behandlung war, mir entsprechende Globuli verabreichte, die hervorragend anschlugen. Er vertrat die Ansicht: »Alles muss raus!« Das leuchtete mir bereits vor über vier Jahrzehnten ein, war jedoch zunächst einmal kein Vergnügen. Glücklicherweise erholte sich meine Gesichtshaut ohne Narbenbildung. Damals war das Binden ausleitender saurer Sekrete auf der Gesichtshaut in Vergessenheit geraten. Das richtige therapeutische Vorgehen lässt sich heute mit entsprechendem kosmetischen Wissen weitestgehend ohne Desaster durchziehen.

Was haben Kosmetikfirmen gegen Akne zu bieten? Sie fackeln nicht lange und gehen der Akne mit aggressiven Mitteln an den Kragen. Antibakterielle, desinfizierende Tinkturen sollen die Lösung bringen, obwohl man weiß, dass Bakterien nicht die Ursache sind, sondern zum Symptombild von Akne gehören. Spezielle Akne-Creme trocknet die Haut aus. Aus meiner Sicht zählen ungeeignete Kosmetika zu den Risikofaktoren für Akne oder können diese durch ihr falsches Funktionsprinzip verstärken.

Drei Ziele sollte eine kosmetische Behandlung im Fokus haben: Erweichen und Auflösen von Mitessern, Minderung der Entzündungen und Normalisierung der Talgdrüsenproduktion. Die äußere Pflege beginnt natürlich mit einer Reinigung. Im Institut nutzt man dafür in den meisten Fällen heißen Wasserdampf. Die Kosmetikerin kann den Bedampfer (*Vapozon*-Gerät) mit beruhigendem Lavendel- oder Melissenöl anreichern. Die Poren weiten sich für ein schonendes Peeling, das selbstverständlich keine Mineralöle enthalten darf. Bei einer entzündlichen Akne beruhigen basische Gesichtsmasken mit Rügener Heilkreide und Packungen mit Heilerde. Ein Heilerdeansatz trocknet von außen nach innen ab. Dabei entsteht ein von innen nach außen gerichteter Flüssigkeitsstrom mit Sekreten, Talg und Fett, der von der Erde gebunden wird.

Bei sehr desolaten Hautstrukturen empfehle ich eine unbehandelte Vliesmaske, die man zuvor in einer basischen Lauge eingeweicht hat. Diese wird ausgewrungen und feucht auf die Gesichtshaut gelegt. Sie bleibt fünfzehn Minuten auf der Haut, mehr muss nicht sein. Eine basische Maske fördert die Hautausscheidungsfunktion, bindet durch ihre Sogwirkung überschüssige Säuren, Fettverbindungen, Talg und Bakterien, entspannt die Gesichtszüge, belebt, verfeinert und tonisiert das Hautbild. Eine basische Gesichts- oder Vliesmaske trocknet auf der Haut nicht ab; sie bröckelt und spannt demzufolge nicht. Teebaumöl erweist sich bei einer Akne-Behandlung als nützliche antibakterielle Komponente, die in Verdünnung mit Wasser auf die Haut aufgetupft wird.

Von Rosacea bis zur Knollennase

Rosacea ist eine Erkrankung der Haut, die dummerweise im Gesicht auftritt. Anfangs kommt es zu Hautrötungen, die wieder verschwinden. Den meisten Menschen ist das Erröten im Gesicht in einer peinlichen Situation oder nach dem Sport bekannt. Blut steigt verstärkt über die Blutgefäße ins Gesicht. Bei Rosacea erweitern sich die Gefäße unter der Haut häufiger und stärker als normal. Zu Beginn hält die Rötung länger an und führt zu ersten dauerhaften Gefäßerweiterungen in der Gesichtshaut. Patienten berichten von Brennen, Stechen und Juckreiz. Die Haut kann trocken sein und gelegentlich schuppen. Dieses erste Stadium ist auch unter dem französischen Begriff *Couperose* bekannt, was auf Deutsch Kupferfinne bedeutet.

Im weiteren Verlauf treten zu den Symptomen Knötchen und Pusteln mit Eiter auf, die sich entzünden und sich über Wochen halten. Das Krankheitsbild ähnelt einer Akne. Lymphödeme zeichnen zusätzlich das Gesicht. Vergrößern sich das Bindegewebe und die Talgdrüsen in der Gesichtshaut, ist ein weiterer Schweregrad erreicht. Betroffene leiden stark unter knolligen Wucherungen. Fast ausschließlich bei Männern kann sich die Knollennase, eine knollige Verdickung der Nase, bilden. Seltener sind diese Hautwucherungen an Ohren, Kinn oder Augenlidern. Meistens tritt die Krankheit nach dem fünfzigsten Lebensjahr auf.

Für die Entstehung einer Rosacea spielt das körpereigene Immunsystem eine Rolle. In der Haut werden antimikrobielle Stoffe produziert, die Krankheitserreger bekämpfen. Bei einer Fehlsteuerung und Überreaktion kann sich dies gegen die eigene Haut richten. Die betroffenen Areale werden besser durchblutet und bleiben als anhaltende Rötung. Auf der Haut von Patienten wurde eine überdurchschnittliche Besiedelung mit Haarbalgmilben gefunden. Wegen Störungen der Rezeptoren des Immunsystems werden die Milben nicht erkannt, was dauerhafte Entzündungen einleitet. Blutgefäße, Mastzellen des Immunsystems und Nerven liegen in der Gesichtshaut eng beieinander und regulieren die Durchblutung. Rosacea-Patienten entwickeln eine Überempfindlichkeit gegenüber bestimmten Reizen wie Alkohol, Hitze, Kälte, Gewürze und Kosmetika. Die Entzündungen verstärken sich, wenn bereits wochenlang mit Antibiotika behandelt wurde, die nicht alle Erreger erfassten. Überlebende Bakterien vermehren sich übermäßig und verursachen ihrerseits neue Entzündungen. Mediziner bestreiten allerdings eine Gefahr der Resistenzbildung bei antibiotischer Unterdosierung.

Nach meiner Meinung werden die schlimmeren Formen der Rosacea mit Entzündungen und Wucherungen durch Vergiftungen ausgelöst. Langfristig helfen eine Darm- und Hefepilzsanierung und eine Umstellung auf eine überwiegend basische Ernährungsweise. Diese normalisiert auf längere Sicht den Blutdruck, der oft bei Rosacea-Patienten erhöht ist. Bei der Auswahl der Kosmetika ist Vorsicht geboten. Inhaltsstoffe sind sorgfältig zu prüfen. Auf Nummer sicher gehen Sie mit einer basischen Naturkosmetik auf Heilkreide- und Mineralgesteinsbasis. Gute Erfolge lassen sich mit Gesichtsmassagen erzielen. Dazu nimmt man am besten eine basische Gesichts-Waschcreme oder die Substanz einer basischen Gesichtsmaske und massiert sie morgens und abends mit leichten, kreisförmigen Bewegungen in die feuchte Haut und wäscht sie anschließend mit lauwarmem Wasser ab. Diese nicht fetthaltigen Präparate wirken entzündungshemmend und beruhigend und schenken ein geschmeidiges Hautgefühl.

Pilzinfektionen der Haut,
Schleimhaut und Nägel

Haut- und Nagelpilze gehören zu den Infektionskrankheiten. Die Gefahren lauern im Schwimmbad, in der Sauna, im Fitnessstudio, in Duschen und Umkleidekabinen. Überall dort, wo es feucht und warm ist, finden Pilze ihre Opfer. In der medizinischen Fachsprache werden die verschiedensten Pilzinfektionen unter dem Begriff *Mykosen* zusammengefasst. Wir unterscheiden Haut- und Nagelpilze, Schleimhautpilze und systemische Pilze, bei denen die Erreger in den Blutkreislauf gelangen und innere Organe befallen. Haben sich Pilze erst einmal bei ihrem Wirt eingerichtet, sind sie sehr hartnäckig und schwer wieder loszuwerden. Jeder vierte Bundesbürger soll von Pilzbefall betroffen sein.

Pilzinfektionen sind also weit verbreitet und dürften doch eigentlich wegen der modernen, sauren Hygienemethoden gar nicht vorkommen. Bedenken Sie, dass für das Wachstum der meisten Pilze ein saures Lebensmilieu von pH-Wert 5,6 der ideale Nährboden ist. Feucht–warm–sauer heißt in diesem Fall die Kausalkette. Erinnern Sie sich? »Der Säureschutzmantel darf nicht zerstört werden. Gesunde Haut hat einen pH-Wert von 5,5. Unsere Kosmetik ist hautneutral.« Die Zahl der Erkrankungen spricht Bände und bestätigt den fatalen Irrtum der Kosmetikindustrie, ihre Produkte auf den annähernd gleichen pH-Wert wie das Lebensmilieu von Pilzen einzustellen.

Voraussetzung für Pilzbefall ist, dass der »Schmarotzer« in die Haut eindringen kann. Wenn ihm das gelingt, wird er normalerweise von einem starken Immunsystem besiegt. Ob es nach der Übertragung zu einer Infektion kommt, ist eine Frage der Aggressivität des Erregers und der Abwehrfähigkeiten des Wirtes. Das Immunsystem als das wichtigste Kriterium und der funktionelle Hautzustand als begünstigender Faktor bestimmen die Anfälligkeit. Die Leistenregion, Achseln und die Zwischenräume zwischen den Zehen und Fingern sind die bevorzugten Angriffsziele. Hier können sich die Erreger schneller vermehren und leichter in die aufgeweichte Haut eindringen.

Zu den häufigsten Pilzen zählen Fadenpilze. Sie kommen auf der gesunden Haut nicht vor, sind aber in der Lage, diese zu besiedeln. Mit Abstand liegen Fußpilzinfektionen weit vorn. Handpilze beginnen mit kleinen Blasen, die sich zu schuppigen, schmerzhaften Herden entwickeln. Kopfpilze treten in behaarten Regionen des Kopfes und bei Männern im Bart auf. Tiefe Bereiche des Haarschaftes sind betroffen. Die Pilze machen sich durch Rötungen, Schuppungen und Pusteln bemerkbar. Im weiteren Verlauf kann es starke Entzündungsreaktionen geben und können sich knotige Hautveränderungen und Abszesse bilden.

Fleckenförmige Rötungen an der Innenseite der Oberschenkel deuten auf Leistenpilze *(Tinea inguinalis)* hin. Neben der Haut können auch weibliche und männliche Genitalien in Mitleidenschaft gezogen werden, womit wir bei Pilzerkrankungen der Schleimhäute angelangt sind. Pilze sind ein häufiges gynäkologisches Problem. Fast jede Frau bekommt mindestens einmal im Leben Scheidenpilze. Symptome sind starker Juckreiz und Brennen, Ausfluss und weiße Beläge. Eine mikroskopische Identifizierung der Pilze ist nicht möglich, es bedarf eines Nachweises im Labor. Der Mediziner F. Wilmott berichtete im medizinischen Journal *Lancet* bereits im Jahre 1983, dass Patientinnen, die unter Vaginalpilzen litten, niedrige Zink-Werte aufwiesen. Zinkuntersuchungen werden bei einer derartigen Erkrankung leider nicht vorgenommen. Als bester Test zur Zinkuntersuchung eignet sich eine

Haarmineralstoffanalyse. Interessanterweise ist Zinkmangel ebenso bei Prostataleiden festzustellen.

Neugeborene können sich bereits während der Geburt mit Pilzen aus der Vagina infizieren. Flaschensauger, Milchpumpen und Spielzeuge können mit Pilzen kontaminiert sein. Im Mund- und Rachenraum vermehren sich die Schmarotzer so stark, dass ein sichtbarer, weißer Belag entsteht. Säuglinge und Kleinkinder leiden unter dem Hefepilz *Candida albicans,* der für die Entstehung von Mundsoor verantwortlich ist. Eine Windeldermatitis entsteht oft durch Pilze aus dem Darm. Krank machende Candida-Stämme infizieren die Haut. Einmalwindeln fördern die Pilzentwicklung mit ihrem Wärmestau.

Ein schwacher Darm macht Pilze stark. Die Darmflora ist ein wichtiger Schutz und hält unser Abwehrsystem fit. Über 80 Prozent unserer Immunleistung steckt im Darm. Pilze schwächen die Abwehrkräfte. Darmmykosen als eigenständiges Krankheitsbild gibt es nicht. Allerdings stehen Pilze im Darm für ein Symptom. Die normale Darmflora ist geschwächt oder gestört. Das körpereigene Abwehrsystem schaffte es nicht mehr, Pilze abzutöten. Bei der Diagnose Haut- oder Nagelpilz sind meist auch Pilze im Darm vorhanden. Eine Pilzbesiedelung der Darmschleimhäute kann gefährlich werden und andere Organe schädigen. Sie durchdringen die Darmwand und produzieren eigene, giftige Stoffwechselprodukte. Der Darm ist das Reservoir für Pilze, die gierig auf Süßes sind und Zucker lieben.

Hautpilze leben vom Keratin, welches auch Bestandteil der Nägel ist. Eine Nagelpilzerkrankung beginnt meist an den Füßen. Dicht schließende Schuhe mit Schweiß- und Wärmestau machen es Pilzen leicht, in die Nagelplatten einzudringen. Hat sich ein Nagelpilz etabliert, ist es schwierig, ihn wieder loszuwerden. Fingernägel werden seltener von Pilzen heimgesucht als Fußnägel. Männer sind von Nagelpilzen wesentlich häufiger betroffen als Frauen. Das erklärt, warum das Lackieren der Nägel Mykosen nicht begünstigt, wohl aber künstliche Fingernägel und Nagelverlängerungen. Im fortgeschrittenen Stadium eines Nagelpilzes wachsen die Nägel wellenförmig, verdickt und verkrümmt. Sie werden krümelig-brüchig und splittern. Antimykotische Cremes bringen keinen zufriedenstellenden Erfolg. Oft hilft auch das Abtragen des Nagels nicht weiter, und der Nagel muss ganz gezogen werden.

Ein nicht zu übersehender Faktor in der steigenden Entwicklung von Pilzerkrankungen ist der zunehmende Einsatz chemischer Medikamente, die dem Abwehrsystem manchmal mehr schaden als nützen. Zytostatika, Antibiotika, Kortison und die Pille seien stellvertretend genannt. Menschen mit Diabetes, Eisen- und Vitaminmangel sind für Pilze anfälliger. Zucker nährt Hefe, das weiß jeder Bäcker. Gerade bei der Pilzbehandlung geht es nicht ohne Ernährungsumstellung. Hefen brauchen zum Existieren eine organische Kohlenstoffquelle, da sie nicht aus Kohlendioxid und Wasser Kohlenhydrate aufbauen können. Am leichtesten zugänglich ist ihnen der organische Kohlenstoff in Form von Einfachzuckern wie Traubenzucker oder Fruchtzucker. Je mehr Einfachzucker vorhanden ist, umso lieber. Deshalb sollten Menschen mit Pilzen, egal in welcher Art, einfache Kohlenhydrate aus der täglichen Ernährung nicht nur reduzieren oder meiden. Traubenzucker, Fruchtzucker, Rohr- und Rübenzucker, Malzzucker, Süßigkeiten, Schokolade, Pralinen, Kuchen, Pudding, gesüßte Obst- und Fruchtsäfte, Limonaden und Cola, Bonbons, Marmelade und Weißmehlprodukte sind bei Pilzbefall verboten!

Aber nicht alles ist bei einem Anti-Pilz-Plan verboten,

es bleibt noch genügend Essbares übrig. Erlaubt sind alle komplexen Kohlenhydrate wie Gemüse und Vollkorn, z. B. rohes und gekochtes Wurzel- und Kohlgemüse, Tomaten, Spinat, Mangold, Sauerkraut, Salate, Wirsing, Kohlrabi, Sellerie, Möhren, Porree, Brokkoli, Blumenkohl, Zwiebeln, Knoblauch, Gartenkräuter, Zitronen, in Maßen Käse, hochwertige Pflanzenöle, Gewürze, Kartoffeln, ungeschälter Reis, Vollkorn- und Knäckebrot, Weizenkleie, Kräutertees und stilles Wasser, ab und zu auch trockene Weine oder ein Glas Sekt. Den stärksten Stimulationseffekt haben bittere Kräuter und Gewürze.

Was hilft äußerlich gegen Mykosen? Es gibt zwar spezielle Nagellacke, Salben und Tabletten, die die Nagelpilzzellen abtöten, doch ist die Behandlung langwierig und nicht nachhaltig. Wenn Pilze im pH-Wert-Milieu 5,6 ideale Lebensbedingungen vorfinden, liegt es nahe, entweder die Pilze mit einer Säure unter diesen pH-Bereich zu verdammen oder mit einer Base deutlich über dieses pH-Wert-Niveau. Kurzfristig helfen Fuß- und Handbäder in verdünnter Essigsäure oder fermentiertem Brottrunk. Doch der Pilz kommt wieder, wenn das Körpermilieu insgesamt nicht entsäuert wurde. Probieren Sie es mit basischen Bädern. Basisches Milieu mit einem pH-Wert von 8 bis 10 mag der Pilz überhaupt nicht. In der Alkalität kann er nicht überleben und verschwindet. Findet eine Ernährungsumstellung statt und wird der Körper entsäuert, kann der Pilz sich nicht erneut einnisten, weil er sein saures Lebensmilieu, in dem er sich zu Hause fühlt, nicht mehr vorfindet.

In der Aromatherapie setzt man bei Haut- und Nagelpilzen auf die Öle Thymian, Palmarosa und Vetiver. Das spezielle Pflegeöl setzt sich wie folgt zusammen: fünf Tropfen Palmarosa, drei Tropfen Thymian und zwei Tropfen Vetiver auf 10 Milliliter Johanniskrautöl. Schwangere nehmen statt Thymianöl Nelkenöl. Aus dem Spektrum der Schüßler-Salze bieten sich Nr. 1 *(Calcium fluoratum D12)*, Nr. 6 *(Kalium sulfuricum D6)* und Nr. 10 *(Natrium sulfuricum D6)* an. Nr. 6 nehmen Sie in Tablettenform, Nr. 1 und Nr. 10 wenden Sie als Salben an. Aus der Homöopathie eignen sich Antimonium crudum D12 *(Schwarzer Spießglanz)*, Graphites D12 *(Graphit)*, Sepia D12 *(Tintenfisch)* und Silicea D6 *(Silizium)*.

Kaliumpermanganat wird in der Medizin als Adstringens und Desinfektionsmittel eingesetzt. Die dunkelrot-violett glänzenden Kristalle lösen sich in Wasser zu einer basischen Lösung auf und helfen bei Haut- und Nagelpilzen, bei Windeldermatitis und offenem Bein *(Ulcus cruris)*. Sie geben für ein Fußbad eine Messerspitze auf fünf Liter Wasser.

Erklären Sie Ihren Körper zur pilzfreien Zone und beherzigen Sie eine vollwertige Kost nicht nur während einer drei- bis sechsmonatigen Anti-Pilz-Diät. Denken Sie über Ihre Körperpflege nach. Wenn saure Kosmetika mit pH-Wert 5,5 so gut gegen eine bakteriologische Entwicklung auf unserer Haut sein sollen, warum hat dann jeder Vierte in Deutschland Mykosen im Körper oder auf der Haut?

Schuppenflechte – wenn sich die Haut zu schnell erneuert

Eine gesunde Haut erneuert sich in einem Rhythmus von achtundzwanzig Tagen. Aus bisher nicht vollständig geklärten Gründen passiert dieser Erneuerungsprozess bei Menschen, die an einer Schuppenflechte *(Psoriasis)* erkranken, innerhalb einer Woche. Die trockenen Schuppen bestehen aus Zellen, die von der untersten Lage der obersten

Hautschicht im Überfluss gebildet werden. Sie gelangen etwa siebenmal schneller als normalerweise vorgesehen an die Hautoberfläche. Die Hornschicht ist mit der Fülle von unreifen Hautzellen überfordert und kann sie nicht abstoßen. Überwiegend auf dem behaarten Kopf, den Ellbogen und Knien erscheinen silbrig glänzende Schuppen. Die Hautstellen sind gerötet und entzündet. Die Krankheit verläuft meist in Schüben und kann auch den ganzen Körper befallen. Knapp zwei Millionen Menschen in Deutschland leiden an Psoriasis, die nicht ansteckend ist. Sie stellt nach dem Ekzem und Neurodermitis die dritthäufigste Hautkrankheit dar.

Die Veränderungen beruhen auf einer Fehlfunktion des Immunsystems. Schuppenflechte wird als Autoimmunerkrankung gesehen, bei der körpereigenes Gewebe als fremd erkannt und angegriffen wird. Für das Stigma auf der Haut gibt es zahlreiche innere und äußere Auslöser, die individuell verschieden sind. Betroffene haben mit der Zeit selbst gewisse Umstände herausgefunden, die sie meiden sollten. Medikamente und Infektionen können einen Schub auslösen. Psyche und Stressbelastbarkeit sind entscheidende Faktoren für das Auftreten der Verhornungsstörung der Oberhaut und beeinflussen den unterschiedlichen Schweregrad der Hautkrankheit. Zur eindeutigen Diagnose einer Schuppenflechte und zur Abgrenzung gegenüber anderen Ekzemerkrankungen gehört ein erfahrener Facharzt.

Wenn die Haut verrücktspielt und der Leidensdruck hoch ist, lasse ich eine Kortisonsalbe als Notfallmaßnahme gelten. Sie unterdrückt die Entzündungen nur kurzfristig, schafft aber im akuten Moment meist Linderung. Oft kommen auch Salben auf Säurebasis mit Harnstoff- und Salicylsäure zum Einsatz. Begleitend bewirken Aufenthalte an Nord- und Ostsee und das Baden im Toten Meer einen positiven therapeutischen Reiz. Fälschlicherweise wird dem Toten Meersalz die Heilung zugesprochen.

Das Tote Meer ist nicht tot. Es liegt nur ruhig in seinem Bett, da der extrem hohe Salzgehalt es träge hält. Das Salz enthält im Vergleich zu anderem Meersalz wenig Sulfat, ist dafür aber reich an *Magnesiumchlorid* (53 Prozent), *Kaliumchlorid* (37 Prozent) und *Natriumchlorid* (8 Prozent). Der erhoffte Heilerfolg des in Tüten abgepackten Salzes bleibt meistens aus, da nur vor Ort, am Toten Meer, die entscheidende Kombination mit der Lichtenergie vorhanden ist.

Durch die Lage von ca. 400 Meter unter dem Meeresspiegel werden Sonnenstrahlen an der Wasseroberfläche in einem bestimmten Einfallswinkel gebrochen und stark gefiltert. Die Dunstglocke des von der Sonne verdampften Wassers schützt die Badenden vor UVA- und UVB-Strahlen. Es bleibt festzustellen, dass die Sonnenexposition und demzufolge die Lichtenergie eine Verbesserung bei Hautleiden um bis zu 70 Prozent bringen kann. Entscheidend für den Heilungsprozess ist also nicht das Salz mit seinem einmaligen Mineralreichtum. Die besondere geographische Lage macht den Therapieerfolg aus, und diesen können Sie nicht in einer Tüte verpackt mit nach Hause nehmen.

Aus der Naturheilkunde schildere ich einige Beispiele, wie Sie der Erkrankung begegnen können. Gerade bei Psoriasis gibt es keine Patentrezepte im Gießkannenverfahren. Wohl gibt es aber Maßnahmen, die die Gesamtkonstitution stabilisieren und dem Stoffwechsel langfristig helfen, akute Schübe und hartnäckige Schuppenflechte zu vermindern oder gar zu heilen. Und wenn ich heilen schreibe, ist mir durchaus bewusst, dass es nach schulmedizinischer Lehrmeinung keine Heilung geben darf. Sie stellt mit Biopharmazeutika zwar Heilung in Aussicht und weckt mit teuren Luxusarzneien stets die Hoffnung, aber es gibt eben nur die Hoffnung, wie wir das bei anderen schweren Erkrankungen bereits kennen. Eine Behandlung mit diesen Biopharmazeutika verursacht 15 000 bis 25 000 Euro Kosten im Jahr und ist damit drei- bis fünfmal so teuer wie konventionelle Therapien. Der Direktor der Klinik für Dermatologie und Allergologie der Ludwig-Maximilians-Universität (LMU) München: »Es kann sein, dass uns in naher Zukunft eine Revolution auf diesem Gebiet bevorsteht.«

Ich glaube, der wichtigste Schritt ist zunächst, Frieden mit sich selbst und der Krankheit zu schließen. Mich stört bei allen schweren Erkrankungen der Begriff »kämpfen«. Einen Kampf gegen eine Krankheit kann man nur verlieren. Kämpfen kostet Lebensenergie, die sich besser einsetzen lässt. Das Annehmen und Akzeptieren ist der erste Schritt. Der zweite Schritt besteht darin, eine Vielzahl von Faktoren, welche die Entwicklung von Schuppenflechte fördern, zu eliminieren. Berufliche und familiäre Überforderungen umwandeln und verändern, Schweinefleisch und Wurstwaren weglassen, Alkohol, Kaffee und Süßigkeiten reduzieren, Fast Food streichen – das alles sind grundsätzliche Voraussetzungen für eine Linderung.

Zur weiteren Verbesserung des Hautbildes braucht es dann Nachhilfe mit speziellen Mitteln. Pflanzenhaut hilft Menschenhaut. Ein Salbenextrakt der Mahonienrinde kann eine gute Empfehlung sein. Sie stammt aus der Familie der Berberitzengewächse und hat nachweislich eine entzündungs- und wachstumshemmende Wirkung bei Schuppenflechte. Berberitzen finden sich weltweit und spielen in einigen traditionellen Medizinverfahren eine große Rolle bei der Behandlung von Hautkrankheiten. In der Homöopathie werden zusätzlich in einer D2-Potenzierung *Mahonia aquifolium* (Stechdorn-Mahonie) bei chronisch-entzündlichen, schuppenden Hautkrankheiten oder die weniger verwendeten Tropfen *Hydrocotyle asiatica* (Wassernabel) D4 verordnet. Diese Heilpflanze wird bei Schuppenflechte, Ekzemen und Juckreiz verwendet.

Eine tückische Verbindung ist die Erkrankung Psoriasis mit Arthritis. Nach etwa sieben Jahren der Hauterkrankung beginnt bei 85 Prozent der Erkrankten eine Arthritis. Dieser Zusammenhang wird oft verkannt und trifft Menschen im Alter ab dreißig Jahren. Deshalb wird Schuppenflechte manchmal als »Rheuma der Haut« bezeichnet, weil es durchaus eine Verwandtschaft mit rheumatischen Gelenkentzündungen gibt. Einige naturheilkundlich orientierte Ärzte sehen eine Mandelentzündung oder eine Schwermetallbelastung über Zahnfüllungen mit Amalgam bzw. Quecksilber als Auslöser. Sie beginnen ihre Therapie mit Ozon-Eigenblutinjektionen und geben zusätzlich Infusionen mit Mineralstoffen und Vitaminen. Wenn in der Kindheit oder Jugend Mandelentzündungen antibiotisch behandelt wurden, sollte eine mikrobiologische Therapie zur Darmflora-Sanierung erfolgen. Eine F.-X.-Mayr-Kur unterstützt die Schuppenflechte-Behandlung mit sehr gutem Erfolg.

Wer Kräutern aus der heimischen Region vertraut, dem helfen Teekuren mit Löwenzahn, Brennnessel und Birkenblättern weiter. Eine komplexe Mischung in Arzneibuchqualität (DAB) kann ebenso die Wende einleiten. Von folgender Rezeptur werden zwei Liter über den Tag verteilt getrunken: 25 Gramm Brennnessel, 20 Gramm Wiesengeißbart, 15 Gramm Ringelblume, 15 Gramm Schöllkraut, 15 Gramm Ehrenpreis, 15 Gramm Weidenrinde, 10 Gramm Erdrauch, 10 Gramm Walnussschale, 10 Gramm Schafgarbe und 5 Gramm Eichenrinde. Sie nehmen einen Teelöffel von der Teemischung, überbrühen mit einem Viertelliter Wasser und lassen nur zwei Minuten ziehen. Falls Ihnen die milde Mischung bekommt, können Sie beim Nachbestellen eine doppelte Menge anmischen lassen.

Eine exotische Teemischung zu gleichen Teilen rundet das Thema »Säftelehre« ab. Sie benötigen je 10 Gramm Sassafras *(Lignum Sassafras)*, Sarsaparille *(Radix Sarsaparillae)*, Bittersüß *(Stipites Dulcamarae)*, Seidelbast *(Cortex Mezerei)*, Guajacum *(Lignum Guajaci)* und Veilchenkraut *(Herba Violae tricoloris)*.

Bei diesen Tipps dürfen Fuß- und Vollbäder nicht fehlen. Machen Sie fünfmal in der Woche basische Fußbäder oder zumindest zwei basische Vollbäder. Bei Schuppenflechte auf dem Kopf helfen eine basische Duschcreme mit Teebaumöl oder Ölbäder mit Olivenöl, Rizinusöl oder Weizenkeimöl.

Neurodermitis – viele Faktoren im Spiel

Je schlechter das Hautbild, umso desolater ist meist der Zustand des Darms. Diese pauschale Feststellung trifft auch auf Neurodermitis zu. Die chronische und entzündliche Hauterkrankung wird als »atopisches Ekzem« oder »atopische Dermatitis« bezeichnet. Sie zählt zu den atopischen Erkrankungen wie Heuschnupfen und Asthma und kann zusammen mit ihnen auftreten *(atopische Trias)*. Gemeinsam ist diesen Erkrankungen eine überschießende Abwehrreaktion auf zunächst harmlose Stoffe aus der Umwelt, sogenannte Allergene. Der entzündungsfördernde Botenstoff Histamin wird ausgeschüttet, verstärkt die Abwehrreaktion und ruft den Juckreiz hervor. Von der Hauterkrankung sind in erster Linie Säuglinge und Kleinkinder betroffen. Mit etwas Glück kann sich die zermürbende Dermatitis zurückbilden, bleibt aber latent bestehen, d. h. sie kann jederzeit wieder ausbrechen.

Eine Neurodermitis-Haut ist generell sehr trocken und reagiert auf äußere und innere Reize mit Entzündungen, die zur Bläschenbildung, nässenden Ekzemen und Verkrustungen führen. Dabei juckt die Haut höllisch, und das besonders während der Nacht. Betroffen sind Ellbogen, Kniekehlen, Nacken, Kopfhaut und im schlimmsten Fall die gesamte Hautfläche inklusive Augenlider. Die Lebensqualität wird erheblich beeinträchtigt. Die natürliche Hautbarriere funktioniert völlig unzureichend, weil zu wenig Hautfett produziert wird. Die verminderte Fettproduktion führt in Verbindung mit dem hohen Wasserverlust zu einer extrem trockenen Haut. Mit den in Schüben einhergehenden Hautentzündungen und dem Aufkratzen der Haut gelangen Bakterien und andere Mikroorganismen über die offenen Hautbereiche ins Blut, verschlimmern den Zustand und verhindern eine Regeneration aus eigener Kraft.

Wie bei vielen Erkrankungen können einer Neurodermitis viele Ursachen zugrunde liegen. Als ausgemacht gilt eindeutig ein Enzymdefekt im Fettstoffwechsel, der zu einer verminderten Herstellung der Gamma-Linolensäure führt. Diese Fettsäure wird vom Körper durch Umwandlung einer Omega-6-Fettsäure gebildet und ist der Grundbaustein für Gewebshormone, die den Stoffwechsel regulieren. Neurodermitiker weisen einen zu niedrigen Gamma-Linolensäure-Spiegel auf. Darum ist es ratsam, Nachtkerzenöl, Borretschsamenöl oder Hanföl innerlich zu nehmen. Hanföl beinhaltet zusätzlich wertvolle Omega-3-Fettsäuren, die ebenfalls das Hautbild deutlich verbessern helfen.

Neurodermitis-Schüben Vorschub leisten luftundurchlässige Kleidung (Chemiefasern), übertriebene Hygiene und falsche Dusch- und Körperpflegemittel, Duftstoffe, Tabakrauch und Hautinfektionen, die durch Herpesviren hervorgerufen werden. Die psychische Stabilität hat erheblichen Einfluss auf das Hautbild. Ohne noch einmal intensiv auf die Wichtigkeit einer gesunden Darmflora eingehen zu wollen, will ich darauf hinweisen, dass eine Überzahl nützlicher, gesundheitsfördernder Darmbakterien unbedingt notwendig ist, um Fäulnis, Gasbildung und ein giftiges Darmmilieu zu verhindern. Probiotika senken das Neurodermitis-Risiko und sollten ein Muss in jedem Behandlungskonzept sein. Hilfreich für einen milden Verlauf, Linderung oder gar Heilung sind eine gute psychische Konstitution, ein gesundes Darmmilieu und eine basische Ernährung und Körperpflege.

Säurebildende Lebensmittel bieten ein hohes allergenes Potenzial und können bei Neurodermitis zu Problemen führen. Folgende Lebensmittel sollten gemieden werden: Kuhmilch und Kuhmilchprodukte, Eier und Produkte mit Eiern, Weizen, Erdnüsse, geräucherter Fisch, Zitrusfrüchte, Kiwis, Stachelbeeren, Rhabarber, Fruchtsäfte, Essig, Alkohol, Kaffee, Schwarztee, Fertigprodukte und Konserven.

Schöne Haut trotz Neurodermitis ist möglich. Zur Hautpflege empfehle ich basische Cremes und Salben, weil sie bei einer Neurodermitis-Haut besser vertragen werden. Die Haut wird beim Kontakt mit einer basischen Lösung gezwungen, vermehrt hauteigene Lipide herzustellen. Sie kann sich dem nicht entziehen, weil durch den osmotischen Effekt auch die Talgdrüsen angeregt werden. Ich gebe in jede basische Emulsion grundsätzlich Nachtkerzenöl wegen seines hohen Gamma-Linolensäure-Gehalts. Möglich wäre auch eine Salbengrundlage mit Vitamin B_{12} und Avocadoöl. Basische Bäder haben sich hervorragend bewährt. Der basische pH-Wert lässt das Keratin der Hornzellen aufquellen und leitet aus, was zum »Aus-der-Haut-Fahren« rausmuss. Wasserlösliche Schlackenstoffe werden über die Schweißdrüsen und fettlösliche Säuren über die Talgdrüsen ausgeleitet. So stellt die Haut wieder ihren eigenen Fettfilm her, den ihr die Kosmetikindustrie mit Pflege auf Säurebasis und Tensiden entzieht.

7

Gesunde und schöne Haut – Nährstoffe von innen und außen

Wahre Schönheit kommt eben doch von innen

Vor der Industrialisierung ernährten sich die Menschen weitgehend von naturbelassenen Agrarprodukten, die ihnen der Ackerbau und die Viehwirtschaft schenkten. Mit der Industrialisierung entstand parallel eine Lebensmittelmassenproduktion, die, gestützt von staatlichen Subventionen, das natürliche Gleichgewicht von Verfügbarkeit und Nachfrage außer Kraft setzte. Lebensmitteltechnologen erfanden Konservierungsmethoden, Farb- und Geschmacksstoffe und Fertiggerichte aus der Retorte. Mit natürlichen Lebensmitteln – Mitteln zum Leben – haben heute viele Nahrungsmittel – Mittel zur Ernährung – nichts mehr zu tun. Vitamine und Mineralstoffe werden synthetisch ergänzt, und ohne Aromastoffe wären viele Fertiggerichte nicht zu genießen. Dank der Gentechnologie werden die Erbinformationen von Tieren und Pflanzen gezielt verändert und natürliche Artgrenzen überschritten.

Von derart manipulierten Nahrungsmitteln soll hier nicht die Rede sein. Lebensmittel für ein garantiert langes und gesundes Leben gibt es nicht. Der Prozess des Alterns ist viel zu kompliziert, als dass er sich nur durch die Ernährung beeinflussen ließe. Vererbung, angeborene Konstitution (Lebensenergie), Umwelt, körperliche Aktivität, Schulbildung und berufliche Tätigkeit bestimmen, wie wir altern und wie wir uns im Alter fühlen. Eine gesunde Lebensweise kann also keine Garantie für ein langes Leben sein, aber wer sich gesund ernährt, schafft bessere Voraussetzungen, um lange gesund und leistungsfähig zu bleiben.

Eine vollwertige, ausgewogene und abwechslungsreiche Ernährung mit natürlichen Vitaminen, Mineralien, Spurenelementen und Enzymen ist die wichtigste Voraussetzung für Ihre Hautpflege. Dies findet Bestätigung durch den im Volksmund bekannten Satz: »Wahre Schönheit kommt von innen.« Äußere Kosmetika können nur eine mehr oder weniger sinnvolle Ergänzung sein, Schwachpunkte kaschieren oder natürliche Schönheit akzentuieren. »Wahre Schönheit kommt von innen« beinhaltet neben der reinen stofflichen Versorgung des Körpers mit ausreichend Nährstoffen zusätzlich einen seelischen Aspekt. Fühlt sich die Seele wohl, strahlt jede Zelle des Körpers von innen nach außen. »Hübsch sein« bezieht sich nach unseren gesellschaftlichen Normen, die sich verändern können, auf rein äußerliche Maßstäbe, während wahre Schönheit das Körperliche und das Seelische vereint. Kommen wir zu den Beauty-Nährstoffen, von A für Vitamin A bis Z wie Zink, die unser Aussehen beeinflussen können.

Die wichtigsten Beauty-Vitamine

Wenn ich mit dem Vitamin A beginne, meine ich nicht die Vitamin-A-Säure, die in der kosmetischen Fruchtsäurebehandlung Anwendung findet. Vielmehr geht es um Beta-Carotin bzw. Provitamin A, welches im Organismus zu Vitamin A umgewandelt wird. Es spielt eine wichtige Rolle bei der Zellteilung und Zellerneuerung. Durch den Aufbau kollagener Fasern bleibt die Haut geschmeidig und glatt. Als Radikalfänger beugt das Provitamin Falten und Hautalterung vor, ist der beste Lichtschutz für die Haut und hilft auch bei Lichtüberempfindlichkeiten. Reich an Beta-Carotin sind Karotten, Spinat, Melonen, Aprikosen und Brokkoli. Wer viel Obst und Gemüse isst, darf sicher sein, dass genügend von der natürlichen Vorstufe des Vitamin-A aufgenommen wird. Der Körper verwandelt nur so viel Beta-Carotin zu Vitamin-A um, wie tatsächlich gebraucht wird. Ein Überschuss wird im Fettgewebe und in der Haut abgelagert, weshalb diese z. B. bei Babys, die reichlich mit Karotten- und Aprikosenkost aus Gläsern gefüttert werden, eine leichte und vorübergehende Gelbfärbung aufweisen kann. Eine gefährliche Überdosierung wie beim synthetischen Vitamin A kann es in natürlich gebundener Form über die Ernährung nicht geben. Beta-Carotin wird als gekauftes Vitamin überwiegend im Trio mit den Vitaminen C und E kombiniert.

Bei der Hautpflege von innen führt kein Weg an Lebensmitteln vorbei, die Vitamin-B-Komplexe enthalten. Ein Vitamin B wirkt nicht allein, sondern nur gemeinsam mit anderen B-Vitaminen. Einige sind besonders wichtig für den Hautstoffwechsel. Vitamin B_2 *(Riboflavin)* ist für die Hautregeneration und Hautstraffung notwendig. Das Vitamin B_3 *(Niacinamid, Nicotinsäure)* steuert die Feuchtigkeitsbalance der Haut und bildet Kollagen und Pigmente. Es ist als wasserstoffübertragender Cofaktor wesentlicher Teil zahlreicher Enzyme, die die Blutfette senken und zur DNA-Reparatur gebraucht werden. Ein Mangel an Niacin begünstigt Hautentzündungen. Der Star unter der B-Gruppe ist das Vitamin B_5 *(Pantothensäure)*, das die Wundheilung fördert und das Zellwachstum beschleunigt. Äußerlich dringt es tief in die Haut ein und bindet Feuchtigkeit. Deshalb wird dieses Vitamin in der Kosmetik verwendet, weil es den Teint der Haut erfrischt. Vitamin B_6 *(Pyridoxin)* gilt als Hüter von Gefäßen, Blut und Nerven. Es wird zur Bildung von Hautgewebe benötigt.

Vitamin B_7 ist auch unter dem Namen *Biotin* bekannt. Es wird auch Vitamin H genannt, weil es in enger Beziehung zum Stoffwechsel der Haut steht. Es ist am Aufbau von Haut, Nägeln und Haaren beteiligt und bietet Schutz vor Hautentzündungen. 80 Prozent aller Patienten mit Seborrhoe haben zu niedrige Biotin-Blutspiegel. Das Vitamin verspricht Besserung bei fahler, trockener, schuppender Haut und Haarausfall. Es kräftigt das Haar und hilft auch bei brüchigen Nägeln. Brüchige Nägel haben ihre Ursache fast immer in Vitamin- und Mineralstoffmangel. Bei einer gemischten, ausgewogenen Kost sind Mangelsymptome nicht zu beobachten. Zudem wird Vitamin H auch von Darmbakterien produziert.

Mangel kann schon eher am Vitamin B_9 *(Folsäure)* bestehen. Es ist besonders für Schwangere sehr wichtig und dient dem Zellwachstum und der Zellteilung. Ein Mangel kann zu einer geschwächten Immunreaktion auf Infekte und zu einer verminderten Thrombozytenproduktion mit Gefahr von Blutungen führen. Folsäure interagiert mit anderen Vitalstoffen. Vitamin C ist wichtig für die Folsäurespeicherung im Körper. Vitamin-B_3- und Vitamin-B_{12}-Mangel stört den Folsäuremetabolismus. Aus der Vitamin-B-Gruppe ist Vitamin B_{12} *(Cobalamin)* für die Bildung roter Blutkörperchen verantwortlich. Es ist für die Hirnfunktion und für die Nervenfasern elementar und in Fisch, Fleisch und Milchprodukten enthalten.

Welche Lebensmittel sind gehaltvoll an Vitamin-B-Komplexen? Generell sind Vollkornprodukte eine gute Quelle. Sie finden das Hautvitamin Biotin in Haferflocken, Weizenkeimen, Reis, Nüssen, Bohnen, Blumenkohl, Grapefruit, Soja, Eiern und, falls Sie nicht zu den Vegetariern zählen, in Lachs und Leber. Vitamin B_3 ist z.B. in Geflügel, Wild, Fisch und Pilzen vorhanden. Reich an Vitamin B_6 sind Bierhefe, Schnittlauch, Sauerampfer, Avocado, Gewürze, Grünkohl, Holunder, Bier und in geringeren Mengen auch Schweine-, Rind- und Kalbfleisch. Die wichtige Folsäure enthalten Algen *(Spirulina)*, Nüsse, Linsen, Spinat, Brokkoli, Sojasprossen, Rosenkohl, Spargel, Wirsing, Weißkohl, Apfelsinen, Weichkäse und Hefe.

B-Vitamine sind wasserlöslich und werden auch als Nerven-Vitamin bezeichnet. Alkohol- und Zuckerkonsum sind Vitamin-B-Räuber. Da übermäßiger Zucker die Darmbakterien schädigt, sind dann auch die Darmbakterien nicht mehr in der Lage, B-Vitamine selbst herzustellen. Schwangerschaft, Stillzeit, Wachstum und körperliche Arbeit lassen den Vitamin-B-Bedarf ansteigen.

Vor schädlichen Umwelteinflüssen wird die Haut von Vitamin C *(Calciumascorbat)* geschützt. Es stärkt das Bindegewebe und regt den Kollagenaufbau an. Ich schreibe vom natürlichen Vitamin C und nicht von der synthetisch hergestellten Ascorbinsäure. Besser als die übliche, weil billigere Ascorbinsäure ist das natürliche Vitamin C, eingebunden in fast allen Pflanzen und Früchten. Der entscheidende Unterschied liegt darin, dass natürliches Vitamin C Säure puffert. Außerdem verbleibt es wesentlich

länger im Körper als Ascorbinsäure, die den Zwischenzellraum übersäuert und damit für ein schönes Hautbild
kontraproduktiv wirkt. Während man früher der Meinung war, dass unser Organismus maximal 35 Milligramm
Vitamin C aufnehmen kann und eine darüber liegende
Gabe ungenutzt ausscheidet, hat der amerikanische Bio-
chemiker und Nobelpreisträger Prof. Linus Pauling in
jahrzehntelanger Forschung nachgewiesen, dass dies ein
fundamentaler Irrtum ist. Reich an diesem Vitamin sind
Zitrusfrüchte, Paprika, Lauch und besonders die Acerola-
kirsche.

Als Sonnenhormon ist das Vitamin D *(Calciferol)* bekannt. Es festigt Knochen und Zähne und fördert
Glückshormone. Und was kann sich besser auf das Hautbild auswirken als Glücklichsein? Vitamin D kommt in
Milchprodukten, Pflanzenölen und Nüssen vor, kann
aber als einziges Vitamin auch vom Körper selbst hergestellt werden, indem es in der Haut unter Einwirkung
von Sonnenlicht gebildet wird. Dieses Vitamin verbessert
die Calcium-, Magnesium- und Phosphoraufnahme. Inzwischen gibt es im medizinischen Establishment einen
Diskurs über die Bedeutung von Vitamin D für unseren
Organismus. Meine Empfehlung ist einfach: Lassen Sie
Sonnencreme mit extrem hohen Lichtschutzfaktoren
nicht auf Ihre Haut und verzichten Sie auf Vitamine in
Tablettenform.

Aus kosmetischen Produkten nicht wegzudenken ist das
Vitamin E, welches allerdings als *Alpha-Tocopherol* meist
synthetisch zugesetzt wird. Es dient neben anderen Konservierungsstoffen zur Stabilisierung und Haltbarmachung von Kosmetika. Innerlich ist Vitamin E ebenso ein
wichtiges Antioxidans und hält die Haut elastisch. Es be-

wirkt im Stoffwechsel, dass Sauerstoff effektiv genutzt wird, und trägt zur Sauerstoffversorgung der Zelle bei. Das Vitamin schützt die Haut vor Lichtschäden und vor Entzündungen. Die in der Haut eingelagerten Fette werden davor bewahrt, durch UV-Strahlung verändert zu werden. Weizenkeim- und Sonnenblumenöl enthalten dieses Vitamin ebenso wie das gesättigte Olivenöl. Durch ein Gemisch an ungesättigten Fettsäuren fördert Vitamin E Haarwachstum, Haarglanz und einen gesunden Aufbau der Hautzellen.

Mineralsalze und Spurenelemente als Betriebsstoffe für Ihre Haut

Die Haut benötigt die richtigen Betriebsstoffe über die Ernährung. Die wichtigsten Makromineralstoffe sind Natrium und Kalium, die mengenmäßig den größten Anteil im Körper einnehmen. Sie sind vor allem für den Wasserhaushalt der Zellen und für die Hautfeuchtigkeit zuständig. Kalium ist zusätzlich am Eiweißabbau und an der Zuckerverwertung zur Energiegewinnung beteiligt.

Die beiden Mineralstoffe stehen für die sogenannte Natrium-Kalium-Pumpe. Die Zellwände sind mit molekularen Pumpen ausgestattet. Natrium wird aus der Zelle heraus- und Kalium ins Zellinnere hineingepumpt. Aufgrund der Trennung von Natrium- und Kalium-Ionen entsteht ein dauerhaftes Spannungsgefälle, das immer zum Ausgleich drängt. Auf diese Weise erhält die Zelle ihre Spannkraft. Körperzellen weisen elektrische Spannungen von 70–90 mV (Millivolt) auf, während eine Krebszelle mit etwa 10 mV im bio-elektronischen Sinne fast tot ist.

Auch der Magen ist auf eine gewisse Menge Natrium angewiesen, um die lebenswichtige Salzsäure zur Aufspaltung der Nahrung und das lebenswichtige Natriumbicarbonat als Säurepuffer herzustellen. Natrium muss nicht eigens im Speiseplan berücksichtigt werden, denn es ist in zahlreichen Lebensmitteln enthalten. Kaliummangel verursacht Energielosigkeit, Muskelschwäche, Verdauungsschwierigkeiten und Nervosität.

Im Zusammenhang mit Magnesiummangel entstehen Herzrhythmusstörungen. Wenn man dem Körper säurebildende chlor-, schwefel- oder phosphorhaltige Nahrungsmittel zuführt, so muss mindestens die gleiche Menge an basenbildenden natürlichen Mineralstoffen wie Kalium, Calcium oder Magnesium hinzukommen. Mineralien und Spurenelemente gehören zu den unverzichtbaren Vitalstoffen, die wir täglich zuführen müssen.

Die für die Haut wichtigen Spurenelemente sind Magnesium, Eisen, Mangan, Zink, Selen und Kupfer. Magnesium reguliert die Kontraktionsfähigkeit der Muskelfasern. In der Hautzelle wirkt es antiallergisch und entzündungshemmend. Auch an der Energiegewinnung der Zelle über die Verwertung von Zucker, Fetten und Eiweißen ist Magnesium beteiligt. Ein Mangel macht sich meist mit Krämpfen bemerkbar und verursacht Herzbeschwerden und nervöse Erkrankungen.

Eisen ist der wichtigste Bestandteil des roten Blutfarbstoffes Hämoglobin und somit für die Sauerstoffversorgung des Hautgewebes zuständig. Eisenmangel macht sich mit Müdigkeit, Schwäche, Atemlosigkeit und Blässe im Gesicht bemerkbar und kann durch Kupfermangel oder Kupferüberschuss hervorgerufen sein. Kupfer begünstigt die Bildung von Melanin, Elastin und Kollagen. Kupfermangel kann zu Wachstumsstörungen und Leber- und Bauchspeicheldrüsenstörungen führen.

Mangan regt zahlreiche Enzyme an, verbessert die

Nährstoffversorgung und Regeneration der Zellen und die Proteinbildung. Ein Zuwenig des Spurenelementes erhöht die Allergieanfälligkeit und verringert die Zuckertoleranz.

Zink spielt eine bedeutende Rolle in der Keratinisierung, d.h. dem Aufbau der Hornschicht, und ist unentbehrlich für Haut, Haare, Nägel. Es fördert die Wundheilung, hat eine zellschützende Wirkung und ist an der Produktion von Abwehrzellen beteiligt. Zinkmangel ist ein Faktor bei Asthma, Bronchitis, Hauterkrankungen wie Akne und chronische Ekzeme und bei Prostataerkrankungen und menstruellen Beschwerden. Verluste können eintreten bei Alkoholismus, Diabetes und Nierenerkrankungen. Zink wird fast immer in Kombination mit dem Element Selen verabreicht. Selen kümmert sich um die Elastizität des Körpergewebes und um die Immunabwehr. Der Selengehalt in Pflanzen hängt vom stark unterschiedlichen Selengehalt im Boden und von der Düngung ab. Ein Mangel des Spurenelementes erhöht die Krebsanfälligkeit. Allerdings ist die Spanne zwischen gesundheitsschädlich und -förderlich eher eng. Damit keine toxischen Effekte entstehen, würde ich zur ärztlich kontrollierten Selengabe raten. Es darf nicht der Fehler gemacht werden, Zink und Selen in hohen Dosen zu nehmen.

Alle diese essenziellen Mikronährstoffe decken Sie am besten über die eine gute Ernährung ab. Vollkornmehl, Erbsen, Linsen, Nüsse, grüne Gemüsesorten, Steinpilze und Fisch enthalten so viel Spurenelemente, dass sie für einen gesunden Hautstoffwechsel voll und ganz ausreichen. Die aufgezählten Mineralsalze und Spurenelemente sind als Bausteine für die Aufrechterhaltung der Hautfunktionen oder für die Reparatur von Hautschäden zwingend erforderlich. Sie sollten in optimaler Konzentration in der Haut vorliegen, weil viele Stoffe in der Oberhaut ihre wichtigen Wirkungen dort erst entwickeln.

In diesem Zusammenhang sei erwähnt, dass eine Haarmineralanalyse aufschlussreicher ist als eine Blutanalyse. Eine Blutanalyse gibt nur Auskunft darüber, wie viel Mineralstoffe zurzeit im Blut sind. Daraus lässt sich nicht schließen, ob die Zellen in der Lage sind, das Angebot zu verstoffwechseln und an den richtigen Stellen einzubauen. Die Analysedaten geben lediglich die Menge an Mineralien an, die sich außerhalb der Zellen befinden. Der wesentliche Unterschied zur Haaranalyse liegt darin, dass Haare einen Überblick der Werte innerhalb der Zellen über einen längeren Zeitraum geben.

Das Element Silizium führe ich am Schluss auf, da es grundsätzlich zur Verwertung aller Betriebsstoffe notwendig ist. Ohne Silizium erfolgt keine Mineralstoffaufnahme und ist auch kein Defizit zu beheben. Dieses Element ist zur Regulierung der richtigen Mengen an Mineralien im Körper unverzichtbar. Es dient zur Bildung und Reparatur des Bindegewebes und erhöht dessen Spannkraft. Sie können Silizium als kolloidale Lösung, als Zinnkrauttee oder als D12-Potenz über einen längeren Zeitraum einnehmen. Äpfel, Kartoffeln, Hirse und Wurzelgemüse sind reich an diesem Universalelement, auf das am ehesten die Schlagworte Anti-Aging und Anti-Faltenmittel zutreffen.

Enzyme – der Schlüssel zur Schönheit

Unser Körper ist eine biologische Chemieanlage. Alles, was wir essen und trinken, wird in chemische Einzelteile zerlegt und verändert. Daher stammt der Name Stoffwechsel. An dieser Veränderung sind Enzyme beteiligt. Enzyme sind komplex zusammengesetzte Proteine, die an allen Aufbau-, Abbau- und Entgiftungsprozessen des Stoffwechsels beteiligt sind. Bereits beim Kauen beginnt die erste enzymatische Aufspaltung mit im Speichel vorhandenen Enzymen. Die Art der Enzyme ist unterschiedlich. Einige erfüllen nur eine einzige Aufgabe, die sie ständig wiederholen, ohne verbraucht zu werden. Andere leben nur wenige Minuten. Allen gemeinsam ist ihre Funktion als *Biokatalysatoren,* d. h. sie beschleunigen und ermöglichen Entwicklungen und verwandeln auf biochemischem Wege Stoffe. Die Aufbau- und Abbauprozesse sind chemische Reaktionsketten. Verdauungsenzyme kümmern sich beispielsweise darum, dass Nährstoffe verwertet werden. Sie spalten Eiweiß in Aminosäuren, Kohlenhydrate in Zucker und Fette in Fettsäuren und Glycerin.

Für ihre Arbeit benötigen Enzyme bei jeder Reaktionsstufe Helfer. Sonst können sie ihre Aufgabe nicht erfüllen, und die voneinander abhängigen Kettenreaktionen kommen ins Stocken. Die Helfer heißen Coenzyme und bestehen aus Vitaminen, Mineralstoffen und Spurenelementen. Im Gegensatz zu Enzymen werden Coenzyme bei ihrer Arbeit verbraucht und müssen deshalb über die Nahrung zugeführt werden. Bisher sind beim Menschen etwa 2700 verschiedene Enzyme erforscht.

Da Enzyme vielfältige Aufgaben für unsere Grundfunktionen haben, sollten wir für unsere Schönheit zur Bildung von Coenzymen, vor allem Vitamin-B-Komplexe und Vitamin C, Eisen, Kupfer, Magnesium, Natrium, Zink und Selen, auf eine ausgewogene Ernährung und Flüssigkeitszufuhr achten. Für die Protein-Bausteine reichen hochwertige, kaltgepresste Pflanzenöle und täglich eine Handvoll Nüsse aus.

Wahre Wunder werden dem Coenzym Q10 zugesprochen, einem Vitamin, das der passende Schlüssel zur Gesundheit und Schönheit sein soll. Was ist dran am Wunder-Coenzym Q10? Ist es ein Coenzym oder ein Vitamin? Der Vitaminforscher Professor Linus Pauling meinte: »Q10 ist eine der wichtigsten Entdeckungen der Ernährungswissenschaft in den letzten Jahrzehnten.« Eine Substanz gilt dann nicht als Vitamin, wenn sie vom Körper selbst gebildet wird. Q10 wird durch körpereigene Synthese gewonnen. Die Gewinnung durch Eigensynthese lässt im Alter nach, und so müsste dann Q10, wie andere Vitamine und Mineralstoffe auch, zugeführt werden. Insofern ist Q10 beides – Coenzym und Vitamin. Hohe Werte finden sich in Fisch, Fleisch und Geflügel und für Vegetarier und Veganer glücklicherweise auch in Fetten (Nüsse) und Ölen (Sonnenblumen), in Hülsenfrüchten, Sesamsamen, Kartoffeln und Zwiebeln. Ein Wirkstoffverlust entsteht vorrangig bei der Haltbarmachung und Zubereitung von Lebensmitteln.

Das Coenzym machte als Herzmittel Furore und wurde entsprechend werbewirksam ausgeschlachtet. Q10-Präparate drängten auf den Markt. Untermauert wurde die Wirksamkeit von Studien. Befürworter und namhafte Mediziner gelangten zu folgendem Ergebnis: »Diese Substanz gibt dem Herzen seine natürliche Kraft. Kein Heilmittel kann den Mangel an Q10 ersetzen.« Gewisse Kreise sprechen der Substanz auch heute noch neben den herzschützenden Eigenschaften sensationelle Wirkungen zu, die sich auf den Schutz vor Zell- und Organschäden beziehen. Andere medizinische Vertreter wehren sich gegen derartige Behauptungen und warnen vor Werbesprüchen ohne schlüssige Beweislage.

Mittlerweile hat sich das Coenzym als Präparat zur unterstützenden Therapie bei allen Erkrankungen, die mit erhöhtem oxidativen Stress einhergehen, etabliert. Es wird bei Herz- und Gefäßerkrankungen (Herzinsuffizienz, Herzrhythmusstörungen) angewendet und verbessert den Ernährungszustand der Haut. Auch gibt es von der Kosmetikindustrie Cremes mit Q10. Mir sind »Wundermittel« immer suspekt, ich will aber die entsprechenden Produkte mit dem Inhaltsstoff damit nicht abwerten. Für mich ist entscheidend, wie die Basiscreme formuliert ist. Oftmals haben Wundermittel, die in geringster Konzentration eingebettet sind, nur eine Alibifunktion und dienen dem Kaufanreiz.

Ein anderer Stoff aus der Gruppe der sekundären Pflanzenstoffe kann einen Basislichtschutz für die Haut aufbauen und empfiehlt sich zur Ernährung bei Lichtempfindlichkeiten. Mit Obst und Gemüse, mit Wassermelonen und Pink Grapefruits und ganz besonders mit Tomaten können Sie einen Hautlichtschutz erzielen. Diese Lebensmittel haben nämlich Sonnenschutzqualitäten, die auf das Carotinoid Lycopin zurückzuführen sind. Lycopin heißt der rote Farbstoff in Tomaten, der zusätzlich einen kosmetischen Effekt erzielt, da er langfristig die Faltenbildung reduziert. Der natürliche Lichtschutzfaktor von zwei hält die Hälfte der UV-Strahlen ab. Der Farbstoff lagert sich in der Haut ein und schützt so wie ein Sonnenschirm die Hautzellen.

Die Besonderheit bei »Tomaten statt Sonnencreme« besteht darin, dass durch langes Kochen der Tomaten mehr Lycopine freigesetzt werden als bei Rohkost oder beim kurzen Dünsten. Bei der Erhitzung werden die Zellhüllen aufgebrochen, und das Lycopin wird frei. Der Vitamin-C-Gehalt sinkt zwar, der Lycopin-Anteil steigt jedoch um mindestens 50 Prozent. Hier gibt es eine Parallele zu Möhren, die Sie ebenfalls gekocht und zerkleinert essen sollten, denn dann versorgen Sie Ihren Körper besser mit dem hautfreundlichen Beta-Carotin. Zum Aufbau eines Lichtschutzes für die Haut benötigen Sie täglich etwa 20 Milligramm Beta-Carotin und etwa 15 Milligramm Lycopin, das entspricht je 200 Millilitern Möhren- und Tomatensaft. Bei hellhäutigen Menschen kann sich die Neigung zu Sonnenallergien durch diese Stoffe verbessern.

Aus dem Kräutergarten – Bitterstoffe für Ihre Haut

Von allen Pflanzenfamilien haben wahrscheinlich die Bitterstoffkräuter das größte Wirkspektrum. Sie sind heute nötiger denn je, denn sie geben Kräutern und Salaten ausgeprägte Geschmacksstoffe und sind die Gegenspieler einer »versüßten« Gesellschaft. Der Vorteil von bitterstoffhaltigen Pflanzen ist ihre umfassende Wirkung auf den Organismus ohne Nebenwirkungen. Dies ist nicht nur auf den Verdauungstrakt beschränkt, sondern bezieht sich auch auf Herz und Kreislauf, auf das Nervensystem und auf den Säure-Basen-Haushalt. Bitterstoffdrogen (also getrocknete Kräuter) wirken stark basisch. Die Themen, die die Zivilisation bewegen, sind Übergewicht, Verdauungsstörungen und Übersäuerung. Würden wir mehr Bitterstoffpflanzen in unserer faden, geschmacksneutralen Durchschnittskost verarbeiten, blieben uns eine Reihe von Zivilisationskrankheiten erspart.

Pflanzen mit Bitterstoffen umfassen bestimmte Klassen, die Terpene, Monoterpene, Alkaloide, Glykoside und Bittersäuren enthalten. Sie wirken durch ihren bitteren Geschmacksreiz über die Schleimhäute und regen die Sekretion von Verdauungssäften an. Galle, Bauchspeicheldrüse und Dünndarm werden gefordert. Seitens der Industrie wurde unsere Zivilisation auf »süß« getrimmt. Wer sich einmal an bitteres Gemüse, Tees, Tinkturen und Elixiere gewöhnt hat, will sie nicht mehr missen. Die Geschmacksnerven ändern sich so sehr, dass Sie bestimmte Süßigkeiten als widerlich empfinden und nicht mehr essen werden.

In alphabetischer Reihenfolge nenne ich hier die bekanntesten Bitterstoffdrogen: Artischocke, Beifuß, Benediktinerkraut, Bitterklee, Chinarinde, Engelwurz, Enzian, Galgant, Ingwer, Kalmus, Kardamom, Kurkuma, Löwenzahn, Mariendistel, Schafgarbe, Tausendgüldenkraut, Wermut.

Artischocken-, Mariendistel- und Löwenzahnsaft sind ideal zur Leberentgiftung. Sie lösen Leberstauungen auf und unterstützen den Körper in seiner Entgiftungsarbeit. Benediktinerkraut, Bitterklee, Tausendgüldenkraut und Wermut eignen sich als Bittertee bei Magenbeschwerden. Engelwurz und Enzian finden wir mit anderen Bitterstoffkräutern als Likör und Verdauungsschnäpschen wieder. Ingwer, Kurkuma, Kardamom finden ihre Verwendung u. a. als anregende Gewürze.

Warum machen Bitterstoffe schön? Bitterstoffe verbessern die Verdauung. Ist die Darmschleimhaut mit Giften und Ablagerungen überladen, werden Nährstoffe nicht richtig aufgenommen und ausgenutzt. Vitamine und Mineralstoffe erreichen nicht die Zellen, sie werden ausgeschieden. Dann nützt die beste Bio-Verwertbarkeit der teuersten Nahrungsergänzungsmittel und anderer Gesundheitsprodukte nichts. Wer seinen Darm mit Bitterstoffen aktiv fördert, macht ihn zum »Gesundheitszentrum« des Körpers. Das ist an einem klaren Hautbild zu sehen.

Bitterstoffe lösen saure Ablagerungen (neutralisierte Salze) aus dem Zwischenzellraum und helfen mit, das Säure-Basen-Gleichgewicht wiederherzustellen. Sie steigern die Fettverbrennung und halten den Körper schlank, weil die Nahrungsfette zur Energiegewinnung verbrannt und nicht an Bauch und Hüfte als Depotfett abgelagert werden. Und schließlich sind die aufgezählten Kräuter besser als jede Anti-Aging-Creme. Dem berechtigten Bedürfnis, jenseits der fünfzig über eine gute Lebensqualität im Sinne von Gesundheit, Attraktivität und Fitness verfügen zu können, werden Bitterstoffkräuter eher gerecht als irgendwelche fragwürdigen Pülverchen, Hormondosen und kosmetischen Experimente. Die Inhaltsstoffe halten die Blutgefäße elastisch, stabilisieren Herz und Kreislauf und das vegetative Nervensystem und fördern die Durchblutung von Haut und Gewebe.

Eingelagerte Säuren schwächen das Bindegewebe. Es verliert an Elastizität und Filterfähigkeit zur Versorgung und Entsorgung der Zellen. Bitterstoffe straffen das Gewebe und damit die Haut und stehen in Kombination mit basischen Bädern und basischer Ernährung für eine aktive Basentherapie. Cellulitis ist dann kein Thema mehr.

Ekzeme (griechisch *ékzema* = herausbrodeln) sind immer entzündliche Hautstörungen. Der Körper versucht, saure Stoffwechselrückstände, die er über die große Fläche des Darms nicht loswerden konnte, über die Haut auszuscheiden. Eine Kombination aus Bitterelixier und einem probiotischen Kräuterelixier innerlich und äußerlich ist dann angesagt.

Wenn Fußpilze länger bestehen, sollten Sie genau darauf achten, wo sich der Pilz befindet. Jeder Zeh hat eine Organverbindung. Der große Zeh ist mit der Leber verbunden, die zweite Zehe mit dem Magen, die dritte Zehe mit dem Lymphsystem, die vierte Zehe mit der Galle und der kleine Zeh mit der Blase. Nach basischen Fußbädern trocknen Sie die Füße gründlich ab und föhnen einmal darüber. Anschließend reiben Sie Ihre Füße mit einem Bitterelixier ein. Zusätzlich nehmen Sie entsprechende Bitterstoffkräuter ein, beispielsweise Mariendistelsaft für die Leber, wenn der Großzeh von Pilzbefall betroffen ist, und Ingwer für den zweiten Zeh. Für einen guten Gallenfluss nehmen Sie Artischocken- oder Löwenzahnsaft, für die Lymphe Lymphdiaral Basistropfen und bei Pilzen am kleinen Zeh Goldrutentee.

Die Haare sind Anhängsel der Haut. Haarverlust deutet auf ein Übersäuerungsproblem hin. Hat der Organismus nicht genügend basische Mineralien zur Verfügung, holt er sich die benötigten Mineralien zur Säureneutralisation aus dem Haarboden. Gleichzeitig lagert der Körper Säureschlacken im Haarboden ab. Die Verdichtung der Kopfhaut schneidet die Haarwurzel von der Zufuhr mit Sauerstoff und Nährstoffen ab. So entsteht eine doppelsaure Ursache. Bitterstofftinkturen innerlich und als Haarwasser auf der Kopfhaut entfalten ihre Wirkung, weil der Alkoholgehalt dafür sorgt, dass die Bitterstoffe bis tief in die Haarwurzel eindringen.

Wenn Sie Anhänger der Hahnemann-Informationsmedizin sind, können auch Globuli und Tropfen das Gleichgewicht der Haut wiederherstellen. Dr. Peter Fisher, Forschungsleiter am Royal London Homeopathic Hospital: »Wenn ein Chemiker die homöopathische Arznei untersucht, findet er nur Wasser und Alkohol; wenn er eine Diskette untersucht, nur Eisenoxid und Vinyl. Beide können jedoch jede Menge Informationen enthalten.«

Neben dem bereits empfohlenen Silicea in der D12-Potenz für ein straffes Bindegewebe verhilft Calcium fluoratum D12 (Schüßler-Salz Nr. 1) der Haut zu größerer Elastizität. Ist die Haut rissig und trocken, verspricht Natrium muriaticum (*Natrium chloratum* = Kochsalz) in C30-Potenz Linderung. Ist Ihre Haut schuppig, nehmen Sie am besten Kalium sulfuricum D12 (Schüßler-Salz Nr. 6). Das Hautbild verbessern können bei Akne *Hepar sulfuris C30* (Kalkschwefelleber), Kalium bromatum D6 (Schüßler-Salz Nr. 14) und Selenium in homöopathischer Dosierung. Als Drei-Punkt-Therapie empfehle ich als Tropfen Lymphdiaral Basistropfen für die Lymph- und Matrix-Entgiftung, Juniperus Similiaplex (Wacholder) zur Nierenentgiftung und Quassia Similiaplex (Bitterholz) zur Leberentgiftung. Alternativ gibt es ein bewährtes Ausleitungs-Set, bestehend aus Matrix-Entoxin (Eisenhut, Gänseblümchen, Chinarinde und Wasserdost), Fella-Entoxin (Schöllkraut) und Uresin-Entoxin (Scheinbeere, Heidekrautgewächs).

Ein spezielles Rezept zur Entgiftung der Leber rundet den Bitterstoff-Part für eine schöne Haut ab. Kaufen Sie sich ein Päckchen Kurkuma als Gewürzpulver und Schwarzen Pfeffer in Bio-Qualität. Rühren Sie das Gewürz mit Wasser an und kochen Sie es zu einer Paste auf. Füllen Sie die Paste in ein Glas und heben Sie dieses im Kühlschrank auf. Jeden Morgen bereiten Sie sich einen Leber-Detox-Shot. Nehmen Sie einen halben Teelöffel von der Kurkuma-Paste aus dem Glas, geben Sie die Paste in eine Tasse, überbrühen Sie diese mit Wasser und geben Sie eine Prise Pfeffer hinzu. Wenn Sie mögen, können Sie eine große Tasse nehmen und diese halb mit kochendem Wasser füllen und den Rest mit Karottensaft auffüllen oder statt Wasser Kokosmilch nehmen.

Kurkuma ist der Leber liebstes Gewürz. Curcumin kurbelt den Gallenfluss an und wirkt Entzündungen entgegen. Der im Schwarzen Pfeffer enthaltene Stoff Piperin erhöht die Wirkung von Curcumin. Darüber hinaus soll dieses Rezept bei einer Vielzahl anderer Beschwerden helfen und zur Prävention von Zivilisationskrankheiten geeignet sein. Karottensaft unterstützt die Leberreinigung und rundet den Geschmack lieblich ab.

Detox-Tees – Teemischungen für eine schöne Haut

Unsere Hauptausleitungsorgane sind Leber, Niere, Darm und Haut. Die Leber ist die erste Station für Stoffe, die vom Darm aufgenommen werden. Sie verwertet, speichert und wandelt Nährstoffe um. Die Nieren scheiden aus, was die Leber vorbereitet hat. Sie leiten Toxine über den Harn ab und regeln als Zentralorgan den Säure-Basen-Haushalt. Die Haut hilft bei der Ausleitung, indem sie schädliche Stoffe über ihre Poren absondert. Der bekannte Arzt und Philosoph Paracelsus (Philippus Theophrastus Aureolus Bombastus von Hohenheim, 1493–1541) wusste: »Der schnellste Weg zur Gesundheit ist die Entgiftung.«

Detox heißt das neue Kunstwort und bedeutet aktives Ausleiten von »giftigen« Substanzen. Tees mit Detox-Potenzial bieten sich geradezu an, um unseren Körper gut »im Fluss« zu halten und auf indirektem Wege ein schönes Hautbild zu bewirken.

Macht Grüner Tee schön? In den neunziger Jahren avancierte der Grüne Tee zu einem Modegetränk. Innerhalb von nur zehn Jahren stieg der Verbrauch rasant an. Prinzipiell ist jeder Grüntee aufgrund der Gerb- und Bitterstoffe ein gesundes Getränk, vorausgesetzt Sie kaufen Sorten aus kontrolliert biologischem Anbau (und Fair Trade). Die Schadstoffbelastungen mit Pestiziden sind dann in der Regel geringer. Die Bitterstoffe wirken appetitzügelnd und verringern die Lust auf Süßes. Koffein belebt, regt den Stoffwechsel an und erhöht den Energieumsatz. Gemeinsam mit den enthaltenen Catechinen (Antioxidans) reduziert es die Fettaufnahme in Magen und Darm. Die vor allem im Grünen Tee enthaltenen Polyphenole sind Schlüsselfaktoren bei der Entgiftung. Die Wirkstoffe des Tees glätten Fältchen und schützen vor Hautschäden. Vorzugsweise trinken Sie vormittags zwei bis drei Tassen Grünen Tee. Nachmittags dürfen Sie sich Weißen Tee aufsetzen. Er unterstützt ebenso den Fettstoffwechsel und eine Gewichtsreduktion. Weißer Tee wird grundsätzlich nur mit ca. 70 °C heißem Wasser übergossen.

Absolut in den Tee-Trend passt Ingwer-Tee in zig Variationen. Ingwer enthält alle wichtigen Vitamine und Mineralstoffe und belebt Körper und Geist an kalten Tagen und in der Winterzeit. Er lindert Übelkeit und sorgt für eine ordentliche Kalorienverbrennung. Wenn Sie sich selbst einen Beauty-Drink zaubern wollen, schneiden Sie vier Scheiben frischen Ingwer, nehmen den Saft einer frisch gepressten Zitrone und übergießen alles mit kochendem Wasser. Zum Süßen eignet sich Manuka-Honig. Sie können das Grundrezept abwandeln, indem Sie den Tee mit Cayennepfeffer oder Gewürznelken variieren und abschmecken. Dieser Beauty-Mix fördert die Durchblutung, stärkt das Immunsystem und bewahrt Sie vor vorzeitiger Hautalterung.

Eine blut- und hautreinigende Wirkung dürfen Sie sich auch von der Dreiermischung aus 30 Gramm Brennnesselblättern, 15 Gramm Birkenblättern und 15 Gramm Himbeerblättern erwarten. Dieser Tee sollte zehn Minuten ziehen. Geschmacklich milder ist eine Mischung aus 20 Gramm Kamillenblüten und je 10 Gramm Thymian-, Salbei- und Brennnesselblättern, die gegen Unreinheiten und Pickel auf der Haut hilft. Drei Tassen täglich wirken entzündungshemmend und antibakteriell.

Eine sehr außergewöhnliche Teekomposition für eine positive Wirkung auf der Haut besteht aus: 20 Gramm

Katzenschwanz, 20 Gramm Schafgarbe, 20 Gramm Weidenrinde, 15 Gramm Salbei und 10 Gramm Wermut. Pro Tasse nehmen Sie maximal zwei Teelöffel dreimal täglich und gießen mit kochendem Wasser auf.

Ein extrem basischer Kräutertee hat das Zeug zum In-Getränk. Die komplexe Mischung enthält neunundvierzig Kräuter: Melissenblätter, Lungenkraut, Lindenblüten, Malvenblätter, Hagebuttenschalen, Birkenblätter, Heidelbeerblätter, Brombeerblätter, Kümmel, Frauenmantelkraut, Grünhafer-Hafertee, Holunderblüten, Löwenzahnwurzel mit Kraut, Spitzwegerichkraut, Stiefmütterchenkraut, Fenchel, Anis, Süßholz, Ehrenpreiskraut, Himbeerblätter, Walnussblätter, Labkraut, Artischockenkraut, Lavendelblüten, Salbeiblätter, Augentrost, Brennnesselblätter, Eisenkraut, Ysopkraut, Koriander, Kerbel, Queckenwurzelstock, Ringelblume, Kornblumenblüten, Ingwer, Rosenblütenblätter, Sellerieblätter, Schnittlauch, Zimtrinde, Majoran, Rosmarinblätter, Thymian, Petersilienblätter, Bärlauchkraut, Basilikumkraut, Bohnenkraut, Dillkraut, Estragonkraut, Liebstöckelblätter.

Dieser Kräutertee basiert auf der Elementelehre des Heilpraktikers Matthias Leisen (1879–1940). Er war in den 1920er Jahren ein bekannter Vertreter der Naturheilkunde und leitete eine Kurabteilung in Bad Bodendorf (Rheinland-Pfalz). Nach Leisen enthalten die Kräuter alle Elemente in Verdünnung, aus denen im Körper »Verdichtungen«, also Schlacken, bestehen. Nach dem homöopathischen Prinzip löst der Tee Ähnliches mit Ähnlichem und darf deshalb nur kurz ziehen, wenn er seine Maximalwirkung entfalten soll. Je dünner die Konzentration in der Tasse, desto stärker die lösende Wirkung.

Die aufgeführten Teemischungen können im Gegensatz zu kosmetischen Pflegeprodukten die Haut von innen erreichen und begünstigen. Augenringe, eine fahle oder schlaffe Haut, Unreinheiten und Akne sind die klassischen Anwendungsgebiete der Tees. Sie haben kaum Kalorien, tragen zur täglichen Trinkmenge bei und zählen zu den gesunden Getränken. Wenn nicht diese Tees, was dann?

Was von innen funktioniert, funktioniert offenbar auch von außen. Wenn die Haut eine durchlässige Membran ist und Stoffe von innen den Körper verlassen, dann ist es umgekehrt möglich, auch Stoffe von außen nach innen zuzuführen. Einige Beispiele für Haut-Nährstoffe setzen dieses Kapitel fort.

Wasser ist zum Waschen da …

Etwa 70 Prozent der Erdoberfläche sind mit Wasser bedeckt. Die Weltmeere stellen mit 95 Prozent den größten Anteil, gefolgt von Grundwasser im Boden mit etwa 3 Prozent. Die restlichen 2 Prozent verteilen sich auf Polareis, Seen und Flüsse. Als nutzbares Trinkwasser steht uns nur insgesamt 1 Prozent zur Verfügung. Sauberes Trinkwasser ist ein knappes Gut geworden. Die Gesamtmenge auf der Erde ist immer die gleiche, denn Wasser ist ein steter Kreislauf aus Niederschlag, Verdunsten und Versickern. Es lohnt sich, über den Umgang mit Wasser im Allgemeinen und in den Industrienationen im Besonderen nachzudenken.

Der Mensch ist ein Wasserwesen und besteht zu ca. 70 Prozent aus Wasser. Je nach Bedarf lagert unser Körper Wasser ein oder gibt es frei. Innerhalb von zwei Wochen wird der Gesamtbestand an Wasser vollständig ausgetauscht. Unsere Haut verfügt auch über einen Wassergehalt von ca. 70 Prozent. Die Hornschicht benötigt zur Erhaltung der Hautfeuchtigkeit 10 bis 15 Prozent Wasser. Bei Feuchtigkeitsmangel wird die Haut rauh und verliert an Elastizität.

Obwohl Wasser keine Kalorien enthält, ist es je nach Wasserqualität ein Nährstoff. Wasser und Haut gehören zusammen wie Himmel und Erde. Normalerweise reicht Wasser zur täglichen Hygiene aus. Über die Temperatur lassen sich die Bedürfnisse steuern. Kaltes Wasser setzt die Funktionen der Haut herab und sorgt für Abkühlung an heißen Tagen. Warmes Wasser löst Schmutz besser und reinigt die Haut gründlicher. Wechseltemperaturen trainieren den Kreislauf und härten ab. So asketisch und puristisch will und muss niemand leben. Schließlich hat nicht jeder einen Anschluss an frisches, ökologisch reines Bergquellwasser mit unterschiedlichen Salzen oder eine direkte Leitung zu mineralischem Meerwasser.

In kosmetischen Pflegeprodukten ist das am meisten verwendete Lösungsmittel das Wasser. Normales Leitungswasser ist wegen der gelösten Salze nicht geeignet, da es Ausfällungen oder Trübungen verursachen würde. Darum wird das Wasser durch Ionenaustauscher, Destillation oder sterile Filtration entsalzt. Manche Verbraucher kritisieren, dass Wasser als erste Angabe unter den Zutaten auftaucht. Sie verkennen, dass Wasser nun mal mit Sauerstoff und Kohlenstoff ein elementarer Grundstoff ist. Wenn man nicht gerade Aloe vera als Basis nimmt, welche sich zu mindestens 90 Prozent auch aus Wasser zusammensetzt, dann gibt es keine bessere Alternative zu dem Element aus Wasserstoff und Sauerstoff. Zudem lässt der Wassergehalt einer Creme nicht auf die Qualität eines Produktes schließen. Wasser gehört zur Textur und dient als Lösungsmittel bestimmter Stoffe. Der Emulsions-Typ

Wasser-in-Öl oder Öl-in-Wasser hängt natürlich auch vom Wassergehalt ab.

Kommen wir zurück auf das Wasser in Reinkultur. Eine kosmetische Behandlung beginnt mit einer Reinigung der Haut. Eine Form besteht aus Bedampfung mit Wasser. Wasser wird erhitzt und der Dampf an einer Quarzlampe vorbeigeführt. Dort entsteht unter Einfluss von UV-Licht aus zweiwertigem Sauerstoff dreiwertiges Ozon in ungiftiger Konzentration. Die dreiwertige Bindung des Sauerstoffs ist sehr instabil und zerfällt nach Austritt aus der Dampfdüse. Der Dampf wirkt quellend auf der Haut und erweitert feinste Blutgefäße. Feuchter Nebel auf der Haut kann mit Kräutern, die zum Hautzustand passen, angereichert werden. Thymian, Rosmarin, Fenchel oder Minze regenerieren und durchbluten wunderbar die Haut.

Algen – das Meer wäscht alle Übel ab

Vom Waschen mit Leitungswasser zur Nutzung von Meerwasser ist ein entscheidender kosmetischer Schritt. Meerwasser enthält alle Grundbausteine unseres Körpers. Der pH-Wert des Meerwassers und seine mineralische Zusammensetzung rücken ganz nahe an unser Blutplasma heran. Damit verknüpft ist die These, dass das menschliche Leben dem Meer entsprungen sein muss. Die alten Griechen erkannten die Wiege allen Lebens und nannten die Behandlung mit Meerwasser nach ihrem Thessalischen Meer Thalasso. Man wusste um die Heilwirkung, die vom Meerwasser ausging, und behandelte Menschen mit Bädern und Kompressen aus Meerwasser. Um das Jahr 400 v. Chr. entstand auf der Insel Kos unter Hippokrates eine medizinische Schule, in der es ausführliche Schriften über das Badewesen gab. Hier entstand auch der berühmte

Spruch von Euripides (484–406 v. Chr.): »Das Meer wäscht alle Übel ab.«

Klinische Tests belegen, dass die menschliche Haut Mineralien aus dem Meerwasser aufnimmt. Meeresmineralien wirken hygroskopisch, d. h. sie binden Luftfeuchtigkeit und schützen die Haut vor Austrocknung. Diese Eigenschaften helfen bei unreiner, fettiger, schuppender und rissiger Haut. Die Mineralien können von außen der Haut genau jene Stoffe zuführen, die sie für ihre Versorgung benötigt. Meerwasser ist quasi eine ideale Zellnährflüssigkeit, die Nährstoffdefizite ausgleicht. Die kollagenen Fasern der Haut werden aktiviert, und welke Haut erstrahlt wieder gut durchblutet und straff.

Noch mehr Inhaltsstoffe für eine Mineralisierung über die Haut liefern Meeresschlick und Algen. Beide Substanzen sind als Teil- oder Ganzkörper-Packungen möglich, machen aber relativ viel Arbeit und hinterlassen einen typischen Meeresalgengeruch. Die Algologin Mireille Guillou († 2008) erforschte und entwickelte zusammen mit namhaften französischen Wissenschaftlern und Meereslaboratorien die Thalasso-Therapie. Die ältesten Laboratorien für Algen-Kosmetik sind in der Bretagne ansässig. Das Besondere der Methode nach Mireille Guillou ist die gleichzeitige Behandlung von innen und von außen. Mit Meerwasser, Meeresalgen, Sedimenten, Schlamm und Schlick behandelte sie erfolgreich verschiedenste Hautprobleme und setzte das Beste aus dem Meer zur Erhaltung einer gesunden Haut ein. Ich absolvierte bei ihr eine Thalasso-Ausbildung und durfte Algenbehandlungen am eigenen Leibe erleben.

Vor Millionen Jahren haben Algen unserem Planeten den Sauerstoff geschenkt. Die photosynthetisierenden Meeresalgen liefern 60 Prozent des Sauerstoffs auf der Erde. Oft so klein, dass sie mit dem bloßen Auge nicht zu sehen sind, bis hin zu mächtigen Großtangen von mehreren Metern Länge, dennoch weich und graziös, gibt es zwischen 25 000 und 30 000 Algenarten verschiedenster Form und Farbe. Zahlreiche einfache Einzeller von ihnen sind viel komplizierter aufgebaut als manche »höhere« Pflanze, da ihre Zellwände mehr Organellen einschließen. Algen haben uns Menschen und Tieren voraus, dass sie eine äußere Membran haben, die nur Nährstoffe aufnimmt, die sie zum Leben benötigt. Fremdstoffe werden abgewiesen. Die Zellhaut gleicht einem Zollbeamten und sortiert aus. Sie sind die Urahnen aller Pflanzen und können eine große Nährstoffdichte mit bis zu neunzig Elementen erreichen. Tausend- bis zehntausendmal konzentrierter speichern sie die Nährstoffe aus dem Meerwasser. Darum sind Algen so reichhaltig an Mineralien und Spurenelementen.

Gründlich erforschte Algen werden für Arzneimittel, Lebensmittel und Kosmetika eingesetzt. Braunalgen liefern das Alginat, Rotalgen die Bindemittel Agar-Agar und Carrageen. Greifen wir z. B. Alginat heraus. Alginate sind Salze der Alginsäure und Polysaccharide mit Eigenschaften als Bindemittel und Stabilisator. Alginate fixieren u. a. radioaktives Strontium 90 und verhindern die Aufnahme durch den Darm. Diese Algen in makroskopischer Struktur sind in der Lage, Schwermetalle anzuziehen und in sich zu speichern, um sie dann großmolekular auszuscheiden. Wichtig zu wissen ist, ob man Blei, Nickel, Uranium, Cadmium oder Quecksilber ausleiten will. Nicht nur Wasser wird so von Schwermetallen gereinigt, sondern auch unser Organismus, wie zahlreiche Universitätsstudien bewiesen haben.

Alginat wird eine Verbesserung und Stabilisierung des Hautbildes bei rauher, trockener und aufgesprungener Haut nachgesagt. Die antibiotische und antivirale Wirkung vieler Algen ist für die Anwendung auf der Haut interessant. So erwiesen sich bestimmte Rotalgen im Test gegen Herpes-simplex-Viren als erfolgreich und hemmten eine Virenvermehrung. Alginate verhindern als Verdickungsmittel in Kosmetika eine Entmischung von Öl- und Wasserphase. Mit ihnen lassen sich die Konsistenz und Viskosität eines Produktes einstellen. Zur Remineralisierung der Haut bieten sich Algenbäder an. Algen-Teil- und -Ganzkörperpackungen dienen der Hautstraffung und werden gegen Cellulite angewendet. Auch im Gesicht kommen Algenmasken zur Regeneration der Haut zum Einsatz. Ähnlich dem natürlichen Elastin der Haut wirkt die Aosa-Alge. Sie ist stark dehnbar, reißfest und stabilisiert den Zellverband der Alge bei extremer Beanspruchung. Der enthaltene Eiweißwirkstoff Aosain strafft die elastischen Fasern der Haut und wird zur Straffung von Dekolleté und Busen als Packung aufgetragen.

Die Anwendung von Meerwasser und Algen empfiehlt sich besonders bei unreiner, trockener und welker Haut, bei Cellulite und Raucherhaut. Sie reinigen das Gewebe, dringen in die Fettzellen ein, »schmelzen« diese auf ihre Normalgröße zusammen und regenerieren das Erscheinungsbild der Haut. Bei leichteren Formen von Neurodermitis und Psoriasis kann sich das Hautbild verbessern. Ich will nicht unerwähnt lassen, dass die Wirkung von Meerwasser und Algen auch auf den leicht basischen pH-Wert um 7,4 zurückzuführen ist. Wenn Sie Algenpulver mit Wasser anrühren und verrühren, dann die Paste z.B. auf Ihre Oberschenkel auftragen und verteilen und mit einem Leinentuch abdecken, entsteht ein wohliges Wärmegefühl und gleichmäßige Durchblutung. Algen ziehen Säure aus dem Gewebe und binden sie. Nach einer angemessenen Ruhezeit von ca. einer Stunde brausen Sie die Algenpackung ab.

Heilerde darf in keiner Hausapotheke fehlen

Wenn die Haut aus der Balance geraten ist und klassische Behandlungen nicht oder nicht mehr die gewünschten Ergebnisse bringen, ist Heilerde ein vielfältiges Hausmittel. Wie Algen können Sie Heilerde innerlich oder äußerlich anwenden. Ein Teelöffel Heilerde, in einem Glas Wasser aufgelöst, hilft unverzüglich bei Magenkrämpfen, Magenschmerzen, Sodbrennen und Durchfall. Es puffert überschießende Magensäure und bindet Giftstoffe. Ob als Vollbad, für Spülungen, Gesichts- und Körperpackungen oder für Wickel und Umschläge – Heilerde lindert Beschwerden ohne Nebenwirkungen und gehört in jede Hausapotheke. Sie ist preiswert und universell einsetzbar. »Lehmpastor« Felke (1856–1926): »Man muss den Menschen nur in die Erde hineinsetzen, aus der er geschaffen wurde.«

Heilerde verfügt aufgrund ihrer physikalischen Eigenschaften und Zusammensetzung über eine Struktur, die Wasser anzieht und bindet. Außerdem absorbiert die braune Erde Bakterien, Gifte und Fette (es gibt grüne und weiße Tonerde mit ähnlichen Eigenschaften). Genau darauf basiert die entzündungshemmende, wundreinigende und den Heilungsverlauf positiv beeinflussende Wirkung. Die Indikationen reichen von Abszess bis Zahnfleischentzündungen. Ihre Tiefenwirkung unterstützt das Abklingen von Verstauchungen, Verrenkungen, Zerrungen und Prellungen. Im Vollbad und Teilbad hinterlassen Mineralien, Kieselsäure und Spurenelemente positive Spuren auf der Haut. Bei Hautallergien hat sich eine kombinierte Therapie bewährt. Die Heilerde wird eingenommen, und parallel wird ein aus Wasser und Heilerde angerührter Brei als Ganzkörperwickel angelegt.

In Marokko hat eine bestimmte Tonerde aus dem Atlasgebirge seit Jahrhunderten eine lange Tradition. *Rhassoul* heißen die Partikel der feinen Erde, die Schmutz, Haut-schuppen und übermäßiges Hautfett anziehen. Das macht Rhassoul zu einem idealen Reinigungsmittel bei öliger Haut und Mischhaut.

Süßer Honig und saurer Quark

Fleißige Bienen bringen Blütennektar und Honigtau in ihre Bienenwohnung. Dort erzeugen ihre Schwestern mit Flügelschlagen Wärme, so dass die goldene Flüssigkeit eindickt und lagerfähig wird. Honig besteht im Wesent-lichen aus verschiedenen Zuckerarten, Enzymen und In-hibinen. Das sind bakterienhemmende Stoffe, die die entzündungshemmenden Eigenschaften eines Honigs ausmachen.

Der Star im Honigregal ist Manuka-Honig aus Neusee-land. Er wird aus einer Teebaum-Art gewonnen. An der TU Dresden konnte man seine stark antibakterielle Wir-kung nachweisen. Die spezielle Zusammensetzung des Manuka-Honigs macht ihn teuer. Je nach Qualität kostet ein Glas Honig mit 500 Gramm Inhalt zwischen 25 € und über 100 €.

Quark ist ein Frischkäse, der durch Eindicken von Milch mit Hilfe von Milchsäurebakterien und anschließender Zugabe einer geringen Menge Lab hergestellt wird. Eine Honig-Quark-Maske schenkt einen strahlenden Teint. Die Milchsäure des Quarks kühlt die Haut und spendet Feuchtigkeit, die der Honig bindet. Sie rühren einen Ess-löffel flüssigen Honig mit ca. 50 bis 70 Gramm Quark an und verteilen die Masse auf Gesicht, Hals und Dekolleté. Nach fünfzehn Minuten waschen Sie die Maske mit lau-warmem Wasser ab.

Sie können der Honig-Quark-Mischung auch ca. 10 Milliliter Weizenkeimöl zufügen. Für eine selbst gemachte frische Gesichtsmaske für trockene Haut pürieren Sie eine halbe reife Avocado, mischen einen Esslöffel Quark mit einem Teelöffel Honig Ihrer Wahl und lassen die Maske fünfzehn Minuten einwirken; danach abspülen.

In der russischen Volksmedizin ist der Kittharz der Bienen, Propolis, beliebt und bewährt. Propolis wirkt wie ein natürliches Antibiotikum gegen Viren, Bakterien und Pilze. Wahrscheinlich stammt daher die Robustheit der Menschen. Ich kenne kaum einen besseren Immunschutz als den gummiartigen, klebrigen Propolis, den ich in meiner Zeit als Pharmareferent für naturheilkundliche Arzneimittel mit gutem Gewissen in Apotheken angeboten habe. Ebenfalls aus Russland stammt eine spezielle Honig-Entgiftungsmassage. Der Honig wird direkt in die Haut einmassiert und entfaltet seine Inhaltsstoffe tief in der Haut. Gönnen Sie sich ein Viertelstündchen Muße, um sich die jugendliche Frische und Zartheit Ihrer Haut zu erhalten.

Was können Öle?

Um dem Gesicht ein schönes Aussehen zu verleihen, beschrieb Hippokrates in seinem Buch über Frauenkrankheiten die Herstellung einer kosmetischen Rezeptur: »Man verreibe die Leber einer Eidechse mit Olivenöl und streiche sie mit unverdünntem Wein auf.« Eine der ersten Hautformulierungen stammt von dem griechischen Arzt Claudius Galenus (129–199), dem es gelang, in geschmolzenes Bienenwachs und Olivenöl Wasser einzuarbeiten. Das war das Basisrezept der Cold Cream. Im Laufe der Jahrhunderte wurde das Olivenöl gegen andere pflanzliche Öle ausgetauscht. Bienenwachs ist bis heute ein wichtiger Bestandteil geblieben. Außerdem wurde das Mineral Borax hinzugefügt, das schwach desinfizierend wirkt und die Haltbarkeit erheblich verbesserte. Auf Borax kommen wir noch zu sprechen. Um das Jahr 1890 wurde die Zubereitung wie folgt beschrieben: »... eine sehr milde, weiße, weiche Salbe, die namentlich gegen rauhe Haut empfehlenswert ist. Man bereitet sie aus 4 g weißem Wachs, 5 Teilen Walrat, 32 Teilen Mandelöl, 16 Teilen Wasser und 1 Teil Rosenöl und fügt auch wohl noch etwas Glycerin hinzu.«

Die Anwendung von Vaseline und Paraffinölen als Hautpflegemittel wurde von dem amerikanischen Chemiker Chesebrough 1862 bei Erdölarbeitern beobachtet. Darauf basiert die Verwendung der Erdölabkömmlinge in pharmazeutischen und kosmetischen Produkten. Seit Jahren können wir eine Verschiebung zugunsten anderer Öle feststellen. Die Ansprüche der Verbraucher sind gestiegen, und die Aufklärung dank elektronischer Kommunikationsmittel über toxikologische Befunde in Kosmetika hat zu einem Umdenken geführt. Erdölabkömmlinge und tierische Fette werden in Produktentwicklungen zunehmend durch Pflanzenöle ersetzt. Ich will auf die in der Beliebtheitsskala ganz oben stehenden Öle kurz eingehen und gleich vorwegnehmen, dass einige Modeöle ganz klar überbewertet werden. Arganöl, Sesamöl, Olivenöl, Mandelöl, Kokosöl etc. verfügen ohne Zweifel über hervorragende kosmetische Eigenschaften, doch scheint mir eine Kritik an der allzu euphorischen Vermarktung angebracht.

Arganöl wird aus den Samen der gelben Beerenfrucht des Arganbaumes durch Pressung gewonnen. Es handelt sich um ein nussartiges, teures Öl, das in Marokko im Gebiet l'Arganeraie gewonnen wird. Wegen der traditionellen Bewirtschaftung und handwerklichen Ölgewinnung wurde die Region durch die UNESCO zum Biosphären-

reservat erklärt. Die Kultur der Berber wird von Koope-
rationen und Entwicklungshilfeprojekten geschützt, damit dortige Familien vom handgepressten Öl leben können. Dies schien nötig, weil im Zuge der Entdeckung
des Arganöls für die Kosmetikindustrie eine Industrialisierung der Ölgewinnung mit entsprechenden Folgen
begann.

In einer objektiven Betrachtung schneidet das beliebte
Arganöl seitens seiner Fettsäurenzusammensetzung eher
mittelmäßig ab. Heimische Öle wie Rapsöl bieten mindestens vergleichbare Werte an Vitamin E und Ölsäuren.
Trotzdem ist das Öl zur Hautpflege populär geworden.
Dafür gibt es gute Gründe. Arganöl verbessert die Frische
und Spannkraft der Haut und fördert die Zellregeneration.
Es heilt und pflegt strapazierte Haut, die bei Erkrankungen wie Psoriasis, Neurodermitis oder Ekzemen extrem
austrocknet, sich schuppt oder sehr empfindlich reagiert.
Reines, kaltgepresstes Arganöl ermöglicht eine schnelle
Abheilung entzündlicher Hautbereiche und Narben. Es
hinterlässt keine Fettschicht auf der Haut und wird sofort
von ihr aufgenommen.

Besonders gut eignet sich Arganöl für die Kopfhaut und
Haarpflege. Die natürlichen Inhaltsstoffe helfen bei stra-
paziertem, brüchigem Haar und geben ihm Glanz und
Elastizität zurück. Wer unter Schuppen leidet, massiert
das Öl in die Kopfhaut, lässt es eine Stunde lang unter einem Handtuch einwirken und wäscht es anschließend aus.
Speziell bei Haarausfall hat sich eine Mischung aus Arganöl und einigen Tropfen Thymianöl zur Kopfhautmassage
als wirksam erwiesen.

In zahlreichen Naturkosmetikprodukten findet Mandelöl
als Basisöl Verwendung. Es handelt sich um ein weit-
verbreitetes Standardöl mit einer sehr hohen Verträglich-

keit. Weil es die Haut nicht reizt, kann es bei entzündlichen Hautfalten oder kleinen Hautrissen empfohlen werden. Wichtig bei der Verwendung ist, dass Sie das süße Mandelöl nicht mit dem bitteren Mandelöl verwechseln. Das Öl der Süßmandeln kann unverdünnt auf die Haut aufgetragen werden. Das Bittermandelöl darf nicht unverdünnt verwendet werden. Es ist ein giftiges ätherisches Öl.

Die Haut bekommt vom Mandelöl die Vitamine A, E, B und D, die Mineralien Kalium, Magnesium und Calcium. Ungesättigte Fettsäuren dringen bis tief in die Haut ein und erzeugen ein weiches Hautgefühl. Linolsäure schützt die Haut vor UV-Strahlen, spendet Feuchtigkeit und beruhigt die Haut. Die gesättigte Fettsäure Palmitin unterstützt die Barriereschicht. Mandelöl ist sehr säurearm und damit pflegend bei trockener Haut und Baby-Haut. In kosmetischen Fertigprodukten erzeugt Mandelöl weiche, geschmeidige und pflegende Konsistenzen.

Wer seinen Haaren einmal in der Woche eine Kur verpassen oder gegen Spliss vorgehen will, verteilt das Öl in die trockenen Haare und lässt es über Nacht einwirken. Am nächsten Morgen waschen Sie das Öl mit einer silikonfreien Spülung wieder aus den Haaren.

Den südlichen Ländern verdanken wir die Verbreitung und Beliebtheit des Olivenöls im hiesigen Raum. Ein erstklassiges, kaltgepresstes Olivenöl ist Kennzeichen einer mediterranen Küche. In der Hautpflege überzeugt das Olivenöl durch einen hohen Nährstoffgehalt. Das Öl enthält zu zwei Dritteln gesättigte Fettsäuren, was ernährungsphysiologisch nach überholter Lehrmeinung als nicht so empfehlenswert eingestuft wird wie Öle mit einem hohen Anteil ungesättigter Fettsäuren. In Italien reibt man reines Olivenöl bei Muskelkater, Krämpfen, Pusteln oder einfach zur Entspannung auf die Haut. Es löst Verhärtungen und durchwärmt den Körper. Zur Stärkung der Muskulatur und der Bandscheiben wird die Wirbelsäule täglich mit Olivenöl eingerieben.

In seiner Zusammensetzung entspricht Olivenöl fast derjenigen unseres Unterhautfettgewebes und bringt damit beste Voraussetzungen zur Hautpflege mit. Sie können das Öl direkt nach dem Duschen auf die feuchte Haut auftragen und einmassieren. Manche reiben sich vor dem Baden mit Olivenöl ein und nehmen dann ein Wannenbad ohne weitere Zusätze. Nach dem Baden trocknen Sie sich nicht ab, sondern hüllen sich in einen Bademantel und genießen diese mediterrane Hautpflege. Südländer bevorzugen das Öl als natürlichen Sonnenschutz.

Eine kosmetische wie medizinische Spezialität ist ozonisiertes Olivenöl. Wird Olivenöl mit Ozon versetzt, dringt der aktivierte Sauerstoff in die Hautschichten ein und trägt über eine Verbesserung der zellulären Atmungskette zu einer Stoffwechselbelebung bei. Schlechte Sauerstoffversorgung der Hautzellen ist als Wegbereiter zahlreicher Hautprobleme in Betracht zu ziehen. Darüber hinaus ist ein Defizit für eine Anhäufung saurer Stoffwechselprodukte und lokale Gewebsazidosen zu berücksichtigen. In der Volksheilkunde wird reines Olivenöl bei Insektenstichen, Quetschungen und kleineren Hautverletzungen wegen der kühlenden und schmerzlindernden Eigenschaften eingesetzt.

Mit einem ozonisierten Olivenöl kommen antimikrobielle, desinfizierende und speziell fungizide Wirkungen hinzu. Dies liegt an den hochwirksamen Reaktionsprodukten Ozonide und Peroxide, in denen der aktive Sauerstoff des Ozons gebunden und wieder freigesetzt wird. Die lindernden Eigenschaften eines flüssigen Öls werden also mit den desinfizierenden und regenerierenden Eigenschaften des Sauerstoffes kombiniert. Die Substanz darf auf schmerzhafte und offene Hautareale aufgetragen werden und beschleunigt den Heilprozess bei schlecht heilenden Wunden.

Wer hat die Kokosnuss geklaut? »Kalpa Vriksha« heißt so viel wie: der Baum, der einem alles gibt, was man zum Leben braucht. Gemeint ist die Palme, an der die Kokosnüsse wachsen. Einen wahren Boom erlebt derzeit das Kokosöl. Es gibt nichts, was es nicht kann. Das exotische Öl bringt die Haut schnell wieder ins Gleichgewicht und hilft gut gegen trockene Haut. Dabei duftet es angenehm nach Kokosnuss. Gegen Juckreiz kann das Öl ebenfalls punkten. Egal ob auf der Kopfhaut, an Beinen und Armen und anderen trockenen Stellen, das Kokosöl übt einen angenehm kühlenden Effekt aus. Es beruhigt gereizte Kopfhaut und kann sogar Pilze bekämpfen und eindämmen. Nach dem Haarewaschen umschließt es die Haare mit einem Schutzfilm und macht es widerstandsfähiger. Die feuchtigkeitsspendende Wirkung wird der im Öl enthaltenen Laurinsäure zugeschrieben. Wer täglich Lockenstab und Heißluftföhn bemüht, sollte seinem Haar mit Kokosöl einen Pflegekick gönnen und widerspenstiges Haar zähmen. Auch Schwangere schwören darauf. Durch regelmäßiges Einreiben des Bauches lassen sich Dehnungsstreifen in der Haut verhindern. Kaufen Sie nur unbehandeltes, natives Kokosöl mit seiner milchigen Struktur und natürlich leichtem Kokosduft.

Der Trend hin zu naturbelassenen Ölen hat auch Sesamöl erfasst. Zur Herstellung des Öls werden die weißen und schwarzen Sesamsamen gesammelt. Etwa 250 000 bis 400 000 Samenkörner ergeben ein Kilogramm. Für einen Liter Sesamöl werden drei Kilogramm benötigt. Das Öl wurde durch die Ayurvedaheilkunde populär. Echt vedisch hergestellt, wird es über Stunden unter ständigem Rühren auf 110 °C gekocht und veredelt. Es wird dadurch dünnflüssiger und von der Haut besser aufgenommen. Neben den Vitaminen A und E verfügt das Sesamöl mit Lecithin und Phyto-Östrogenen über besondere Merkmale. Diese beiden Stoffe sind der Hauptgrund, es hier zu erwähnen.

Das Öl empfiehlt sich bei erschlaffender Haut bei Frauen in den Wechseljahren. Lecithin ist ein essenzieller Bestandteil unserer Zellwände und transportiert Wirkstoffe in tiefe Hautschichten. Sesamöl verbessert das Hautbild bei fahler, trockener, schlecht durchbluteter und belasteter Haut.

Aloe vera – Wunder aus der Wüste?

Aloe vera ist die Königin der Wüste, da sie ohne Wasser mehrere Monate überstehen kann. Obwohl sie mit ihren stacheligen und fleischigen Blättern stark an einen Kaktus erinnert, zählt die Pflanze zu den Liliengewächsen. Es gibt über dreihundert verschiedene Arten, von denen in der Kosmetik die *Barbadensis Miller* am meisten genutzt wird. Uns interessieren in diesem Falle weniger die Gesundheitsversprechen, die die »Wunderpflanze« aus der Wüste maßgeblich zur Bekanntheit und Verbreitung geführt haben. Ich bin kein Befürworter der innerlichen Einnahme des Aloe-vera-Saftes oder -Gels als Nahrungsergänzungsmittel oder als Lebensmittelzusatz; für mich kommt nur der äußerliche Einsatz dieser Wüstenlilie in Frage.

Neben unzähligen Enzymen und Aminosäuren ist der wichtigste Bestandteil des aus den Blättern gewonnenen Gels die Aloverose. Neben ca. hundertsechzig weiteren Substanzen sind für die Haut erwähnenswert die Vitamine A, C, E und B_{12} sowie einige wichtige Fettsäuren. Das

Mark der Blätter kühlt bei Prellungen und Sonnenbrand. Es hilft gegen Akne und Herpes wie auch bei Insektenstichen und Augenringen. Das eigentliche Wunder für die Haut klingt logisch. Eine Pflanze, die über Monate Wasser speichern kann und sich vor dem Austrocknen bewahrt, spendet Feuchtigkeit. Die gelieferte Feuchtigkeit verdunstet nicht einfach auf der Haut, sondern wird in der Hornschicht gespeichert. Das macht die Wüstenpflanze zu einem Durstlöscher für Ihre Haut.

Das Liliengewächs kann aber noch mehr. Wird eines seiner Blätter verletzt, schließt sich die Wunde innerhalb weniger Minuten. Diese Fähigkeit, schnell die Selbstheilungskräfte zu aktivieren, macht man sich bei kleinen Hautverletzungen, Verbrennungen und Ausschlag zunutze. In Mittelamerika und Indien gehört Aloe vera seit Jahrhunderten zur Naturapotheke.

Bei allen positiven Lobpreisungen für die Schönheit der Haut und Wohlbefinden stößt aber auch das vermeintliche Wunder aus der Wüste an Grenzen, wie jede andere Pflanze auch. Und bei aller Wertschätzung ist es mir ein Anliegen, auf eine gängige Irreführung der Verbraucher hinzuweisen.

Zum einen gibt es Anbieter, die statt Wasser Aloe-vera-Saft als Rezepturbasis nehmen. Das ist aller Ehren wert. Dennoch sei der Hinweis erlaubt: Aloe vera besteht zu über 90 Prozent aus Wasser, was die hohe »Wirksamkeit« und Unterscheidung zu üblichen kosmetischen Produkten auf Wasser/Öl-Basis oder Öl/Wasser-Basis relativiert. Gravierender und in den Bereich der Verbrauchertäuschung ordne ich allerdings die Angaben zu Aloe-vera-Anteilen bei einigen Anbietern ein. Da heißt es beispielsweise »... mit garantiert 98 Prozent Aloe-vera-Gel« oder »80 Prozent garantierter Barbadensis-Miller-Anteil«. Daraus könnten Sie schließen, dass 98 Prozent oder 80 Prozent des Produktes aus reiner Aloe vera bestehen. Dem ist nicht so. Lediglich innerhalb des Inhaltsstoffes Aloe vera liegt der reine Anteil bei den angegebenen Prozentangaben, nicht aber als Gesamtanteil in der Rezeptur. Ein kleiner, aber feiner Unterschied, auf den Sie achten sollten. Schade eigentlich, dass solche Deklarationen und überzogene Versprechungen falsche Hoffnungen wecken und so eine gute Zutat in Misskredit gerät.

8

Beliebte Inhaltsstoffe in der Naturkosmetik – ein Rohstoff-Leitfaden

Was ist Naturkosmetik?

In der Antike wurde zwischen innerlicher organischer Gesundheit und körperlicher Ästhetik kein Unterschied gemacht. Entsprechend gab es auch keinen zwischen Medizin und Kosmetik. Hippokrates von Kos (4. Jh. v. Chr.) schrieb in seinem zweiten Buch über Frauenkrankheiten eine umfangreiche Sammlung kosmetischer Rezepturen. Athen war damals das Modezentrum und die Stadt der Kosmetik. Aus Ägypten und Phönizien wurden Spiegel, Hautsalben und parfümierte Seifen eingeführt. Die Frauen trugen Lippenstift und färbten ihre Augenbrauen. Sie wollten so schön sein wie die Göttinnen.

Im römischen Zeitalter wandelte sich das Leben hin zum Luxuriösen. Galenus von Pergamon (129–199 n. Chr.) fasste in seiner Enzyklopädie chemisches, botanisches und pharmazeutisches Wissen zusammen und wurde Begründer der sogenannten Galenik. Galenik steht für die Kunst der Zubereitung pharmazeutischer und kosmetischer Produkte.

Im Spätmittelalter, besonders aber in der Zeit der Renaissance, erlebten die Menschen ähnliche Veränderungen, wie wir sie heute beobachten können. Wissenschaft,

Obrigkeiten und auch die Kosmetik standen auf dem Prüfstand und wurden hinterfragt. Der Kosmetik haftete etwas Mysteriöses an; sie stand der Alchemie nahe. In Frankreich hingegen pflegte man einen eleganten Lebensstil nicht ohne parfümierten Puder, der die unangenehmen Gerüche überdecken sollte.

In der Neuzeit gewinnt die Chemie Einfluss auf die kosmetische Entwicklung. Kosmetikprodukte, die früher nur ganz individuell oder in kleinen Mengen hergestellt werden konnten, werden einer breiteren Öffentlichkeit zugänglich. Heute ist dieser Markt überflutet von immer billigerer Massenware zu Preisen, die einer gesunden Wertschöpfungskette widersprechen. Kosmetik soll nicht nur verschönern, sondern das Lebensgefühl steigern und soziales Prestige ausdrücken.

Lesen Sie nun, wie die Definition kosmetischer Mittel in der EU festgelegt wurde:

»Kosmetische Mittel sind Stoffe oder Zubereitungen aus Stoffen, die dazu bestimmt sind, äußerlich mit den verschiedenen Teilen des menschlichen Körpers (Haut, Behaarungssystem, Nägel, Lippen und intime Regionen) oder mit den Zähnen und den Schleimhäuten der Mundhöhle in Berührung zu kommen, und zwar zu dem ausschließlichen oder überwiegenden Zweck, diese zu reinigen, zu parfümieren, ihr Aussehen zu verändern und/oder den Körpergeruch zu beeinflussen und/oder um sie zu schützen oder in gutem Zustand zu halten.«

Die Zweckbestimmung ist also das Reinigen, das Parfümieren, die Veränderung des äußeren Erscheinungsbildes, die Beeinflussung von Körpergerüchen, der Schutz sowie die Beibehaltung eines guten Hautzustandes. Die Aufmachung eines Produktes und die Produktbeschreibung entscheiden über die Einstufung als kosmetisches Mittel, nicht, wie so oft fälschlich angenommen, seine inhaltliche Zusammensetzung. Nur die Aussagen auf der Packung machen ein Produkt zu einem Kosmetik-, Medizin- oder Arzneiprodukt, nicht die Substanz und deren Wirkungen.

Auf einen »unsittlichen« Hinweis auf Verpackungen will ich noch unbedingt hinweisen. Dabei geht es um Tierversuche. Dazu die gesetzliche Vorschrift: In Deutschland sind Tierversuche zur Entwicklung von kosmetischen Mitteln bereits seit 1998 im Tierschutzgesetz (§ 7 Abs. 5) verboten! Tierversuche für kosmetische Fertigerzeugnisse werden in Deutschland bereits seit 1989 nicht mehr durchgeführt. Falls Sie also auf der Suche nach dem Hasen sind, der als Symbol »tierversuchsfrei« auf eine besondere Leistung und Tierfreundlichkeit hinweisen soll, so entspricht das Produkt lediglich gesetzlichen Vorgaben. Warum soll man etwas hervorheben, was dem Gesetz und den Vorschriften entspricht?

Besonders Hersteller von Naturkosmetik wissen den mündigen Verbraucher mit allerlei unsinnigen Symbolen zu fesseln, die »nachhaltiges« Image und »beispielhafte« Ethik zum Ausdruck bringen sollen. Auch hier ist Vorsicht angebracht.

Die Zeit von Riesenwaschkraft und Oberflächlichkeit ist vorbei

Kosmetik bedeutet, auf sichtbare, riechbare und fühlbare Weise den Mitmenschen zu begegnen. Sie spiegelt Modezyklen wider und unterliegt Veränderungen.

Mit dem Gedankengut der Achtundsechziger-Generation entwickelte sich zunächst ein ganz kleiner, begrenzter Markt für Naturkosmetik. Selbst in den Achtzigern und

Anfang der neunziger Jahre wagten es nur wenige Firmen, Naturkosmetik herzustellen. Die Rohstoffqualitäten und die Herstellungsverfahren ließen natürlich hergestellte Kosmetik sensorisch weit hinter konventionelle Kosmetik abfallen. Sie konnten auf der sinnlichen Ebene und in Bezug auf Haltbarkeit, die bei Kosmetika eine wichtige Rolle spielen, einfach nicht mithalten. Seit der Jahrtausendwende hat sich das Blatt gewendet. Naturkosmetik muss sich in dieser Hinsicht nicht mehr verstecken und keinen Vergleich scheuen.

Verpasste Chancen

Was macht den Unterschied in der Naturkosmetik aus? Es sei darauf hingewiesen, dass der Begriff *Naturkosmetik* nicht geschützt ist. Darum tummeln sich Anbieter in einem an Bedeutung gewinnenden Markt, die lediglich den Eindruck von echter Naturkosmetik hervorrufen wollen. Selbst konventionelle Kosmetik bezeichnet sich manchmal als Naturkosmetik, wenn der chemischen Basis einige Alibi-Tropfen pflanzlicher Extrakte oder Öle zugefügt werden. Wenn ich im weiteren Verlauf über Naturkosmetik schreibe, meine ich ausschließlich *zertifizierte Naturkosmetik*.

Achten Sie bitte beim Kauf auf das Symbol eines zertifizierten Verbandes oder einer Kontrollstelle. Leider hat sich die Branche im Sinne des Verbrauchers nicht auf eine Zentralstelle verständigen können. Jeder Verband oder Organisation dient einem Selbstzweck und sieht darin ihre Daseinsberechtigung. Die Folge ist ein unüberschaubarer Dschungel von Labels, auf die ich ganz bewusst nicht eingehen will. Nehmen Sie nur mit, dass die Standards zur Erfüllung einer Zertifizierung bei jedem Verband ähnlich

sind. Einige wenige Anbieter sind sogar so dreist und
»zertifizieren« sich selbst. Das Positive an dem für Verbraucher undurchsichtigen Label-Dschungel ist, dass es
wenigstens festgeschriebene Anforderungsprofile für zertifizierte Naturkosmetik gibt, die zu erfüllen sind und von
»unabhängigen« Kontrolleuren überprüft werden. Das ist
besser als nichts. Die Chance für eine in diesem Fall zu
befürwortende einheitliche Auszeichnung wurde wegen
interner Querelen und Eigennutz kläglich vertan.

Die Richtlinien kontrollierter und zertifizierter Naturkosmetik sollen bestimmte Kriterien transparent machen.
Neben Tier- und Artenschutz sind gentechnisch manipu-
lierte Eingriffe tabu. Folgende Kriterien sind Voraussetzungen für eine zertifizierte und kontrollierte Naturkosmetik:

1. Pflanzliche Rohstoffe sollten so weit wie möglich aus
   kontrolliert biologischem Anbau oder aus kontrollierter Wildsammlung stammen.
2. Tierische Rohstoffe von toten Tieren sind nicht erlaubt
   (tierische Fette, Kollagen, Frischzellen). Weder bei der
   Herstellung noch bei der Entwicklung oder Prüfung
   der Endprodukte werden Tierversuche in Auftrag gegeben oder durchgeführt.
3. Mineralische Rohstoffe und anorganische Salze sind
   grundsätzlich erlaubt.
4. Für die Herstellung von Naturkosmetik dürfen Bestandteile verwendet werden, die durch Hydrolyse,
   Veresterung, Umesterung oder sonstige Spaltungen aus
   folgenden Naturstoffen gewonnen werden: Fetten,
   Ölen und Wachsen, Lecithinen, Lanolin, Mono-, Oli-
   go- und Polysacchariden und Proteinen.
5. Auf organisch-synthetische Farbstoffe, Duftstoffe, Silikone, Paraffine und andere Erdölprodukte wird bewusst verzichtet.

6. Zur mikrobiologischen Sicherheit der Naturkosmetik werden neben Konservierungssystemen nur bestimmte naturidentische Konservierungsmittel wie Sorbinsäure, Salicylsäure, Benzoesäure (alles Lebensmittel-Konservierer) und Benzylalkohol zugelassen. Sie müssen als Zusatz »Konserviert mit ...« genannt werden.
7. Radioaktive Bestrahlung ist nicht gestattet.
8. Die Überprüfung der Einhaltung der Kriterien wird durch ein unabhängiges Prüfinstitut gewährleistet.

Ich betrachte diese »Verzichtserklärungen« als eine Selbstverständlichkeit. Es kann nicht als besonderes Merkmal gelten, wenn Naturkosmetikmarken eine Selbstverständlichkeit als Besonderheit herausstellen. Ohne Parabene, ohne Silikone, ohne Mineralöle, ohne Tierversuche, ohne ... Gibt es sonst keine Unterscheidungsmerkmale? Wenn man herausstellt, was alles *nicht* in der Kosmetik vorhanden ist, dann müsste man logischerweise auch werben mit: ohne Quecksilber, ohne Arsen, ohne ...

Eine weitere Chance blieb deshalb auf der Strecke, weil zertifizierte Naturkosmetik sich nicht klar genug zur Erkennung von »naturnaher« Kosmetik abgrenzen konnte. Naturnahe Kosmetik tarnt sich als echte Naturkosmetik, erfüllt aber nicht die Kriterien einer Zertifizierung. Eine schmutzige Weste wurde nur grün gewaschen. Böswillig gesagt handelt es sich um Mogelpackungen. Kunden und Fachberaterinnen im Handel, sofern noch vorhanden, sind mit einer Enttarnung überfordert.

Kosmetikpioniere und kleine Bioläden haben die schwierigen Aufbaujahre von Naturkosmetik über Jahre getragen. Heute ist die Situation eine völlig andere. Der Naturkost- und Bioladen mutierte zur Großfläche und zur Selbstbedienung. Sie sind zu Kopien der Bio-Abteilungen bei den großen Discountern geworden und unterscheiden sich nicht sonderlich vom konventionellen Markt. Teilweise ist leider auch die Bio-Qualität unter dem Vermarktungsdruck lausig geworden. Es gibt zwar Naturkosmetik-Abteilungen, die mit den großen, bekannten Marken bestückt sind, doch muss sich das Produkt weitestgehend von allein verkaufen. Das Produkt muss quasi über Werbung vorverkauft sein. Perfektes Marketing ist dann gelungen, wenn Sie glauben, dass bei den Mengen, die mittlerweile von einigen Naturkosmetik-Konzernen hergestellt werden, jeden Morgen ein Mitarbeiter im hauseigenen Garten frische Kräuter beim Ringeltanz pflückt.

Der Vertriebskanal Bio- und Naturkostladen, Verbände und Zertifizierungsstellen als Hersteller haben eine große Chance vertan, das Sortiment Naturkosmetik strategisch »nachhaltig« zu führen. Drogeriemärkte decken 70 Prozent des Marktes für Naturkosmetik ab. Neben den Billigmarken führen sie ihre Naturkosmetik-Eigenmarken, die aus den Kesseln und Schläuchen weniger Produzenten fließen und zu Grenzkosten »Markt machen«. Unter einem anthroposophischen Deckmantel hinterfragt niemand, wie viel Opfer eine Ideologie kostet.

Nachhaltiges zur Nachhaltigkeitsdebatte

Ich muss auch auf das Thema Nachhaltigkeit eingehen. Jeder Unternehmer, Produzent und Marktteilnehmer trägt betriebswirtschaftliche, volkswirtschaftliche und gesellschaftlich-soziale Verantwortung. Das war immer so und ist keine Erfindung des modernen Managements. In der von Marketingexperten definierten Käuferzielgruppe für Naturkosmetik zählt der Begriff »Nachhaltigkeit« gleichauf mit Gesundheit zur Kerndefinition. Ja, es soll sich sogar ein Lifestyle-Effekt, quasi eine Lebens-Art, Lebenskunst, zum Thema Nachhaltigkeit in unserer Konsumgesellschaft entwickelt haben.

Wie bei vielen Modebegriffen und Wortschöpfungen üblich, verwenden wir sie gern in unserem Sprachgebrauch, ohne die ursprüngliche Bedeutung oder den Sinn erklären zu können. Wie steht es aber um die Nachhaltigkeit? Geht es um den Begriff, um Produkte, Unternehmen, Wirtschaft oder um Moral?

Der Nachhaltigkeitsbegriff stammt aus der Forstwirtschaft. Bereits im Jahre 1713 schrieb Hans Carl von Carlowitz (1645–1714), ein sächsischer Oberberghauptmann, von der nachhaltigen Nutzung der Wälder. Er wollte Holzknappheit dringend vermeiden. In einem Interview vom 30./31. März 2013 in der *Süddeutschen Zeitung* unter dem Titel »Den Märchenwald gibt es gar nicht« sagte Philipp Franz zu Guttenberg dazu: »Im ursprünglichen Sinne bedeutet Nachhaltigkeit: Man kann nur so viel entnehmen, wie auch wieder zuwächst. Das Ziel ist, der nächsten Generation wieder genauso viel zu hinterlassen, wie man selbst bekommen hat. Carlowitz benutzte den Begriff nachhaltig übrigens auch als Gegenstück zu nachlässig. Er forderte aktives Handeln. Das ist aktueller denn je, natürlich für die Waldwirtschaft, aber auch für die Wirtschaft insgesamt.«

Ist nachhaltiges Wirtschaften in unserem System überhaupt möglich? Unsere Wirtschaft basiert auf Wachstum, Gewinnmaximierung und Verbrauch. Dieses Prinzip ist mit Nachhaltigkeit nicht zu vereinbaren. In den siebziger Jahren erlebten wir den Höhepunkt des grenzenlosen Wachstums und der Wegwerfgesellschaft. Die Müllberge stiegen dramatisch. Abfall besteht zu zwei Dritteln aus Verpackungen und Gütern mit einer kurzen Nutzungsdauer. Dann folgte die Idee des Recyclings. Mülltrennung erfüllte uns mit Stolz und beruhigte das Gewissen. Was mit Altpapiersammlung begann (Papier wird bekanntlich aus Holz gewonnen), wurde auf Glas, Kunststoffe, Garten- und Essensabfälle übertragen. Aktuell stehen seltene Erden im Fokus und werden weltweit knapp.

Heute verbinden wir mit dem Modebegriff »Nachhaltigkeit« eher eine soziale Bewegung. In der Bio- und Naturkosmetikbranche gehört Nachhaltigkeit zum guten Ton. Aber auch konventionelle Anbieter verstehen es, den Hype für Image und Umsatz zu nutzen. Ihre Werbeagenturen schlachten den Begriff »nachhaltig« zu einem einträglichen Geschäft aus.

Nähern wir uns dem Thema von einer ganz anderen Seite. Parallel zur Überschwemmung des Marktes mit Billigangeboten erleben wir ein Comeback hochwertiger alter Produkte mit langem Lebenszyklus. Antiquitäten, Omas Porzellan und Silberbesteck, Nostalgiefahrräder, Schmuck, Uhren und Kameras, Möbel und Oldtimer ... Merken Sie etwas? *Vintage* heißt das Stichwort. Herrliche Produkte mit Passion stehen für Nachhaltigkeit schlechthin. Lassen Sie es mich so definieren: Das nachhaltigste Produkt ist jenes, welches Sie möglichst lange benutzen!

Was bedeutet das für unseren Konsum? Hat der Retro-Trend Einfluss auf unser Kaufverhalten? Ich weiß darauf ad hoc keine Antwort, glaube aber, dass es unsere Aufgabe sein wird, Wachstum und Konsum neu zu definieren. Dabei stellt sich bereits die Grundsatzfrage, ob Wohlstand ausschließlich mit stetem Wachstum verbunden sein muss oder dieses ein systembedingter Fehler ist. Das wäre ein neues Thema.

Alkohol – besser als sein Ruf

Alkohol ist nicht gleich Alkohol. Die Bezeichnung steht für eine Gruppe von Flüssigkeiten. Alkohol ist eine wichtige Zutat in Naturkosmetikprodukten. Zum Einsatz kommt Ethanol, das durch Vergärung von zucker- bzw. stärkehaltiger Biomasse hergestellt wird. Seine wichtigste Funktion ist die bakterienabtötende Wirkung. Außerdem löst Alkohol wasserunlösliche Inhaltsstoffe aus Pflanzenteilen. Das unvergällte Genussmittel dient also als natürlicher Konservierungsstoff und als Lösungsmittel.

Immer wieder taucht die Behauptung auf, Alkohol trockne die Haut aus. Ich muss ziemlich oft auf diese Anfragen zahlreicher Naturkosmetik-Anhänger eingehen. Als pauschales Vorurteil stimmt die Aussage nicht. Ob Alkohol die Haut austrocknet, hängt von der Konzentration ab. Bis zu einem Anteil von 10 Prozent sehe ich keinerlei Auswirkungen, zumal der Alkohol beim Auftragen auf die Haut verfliegt, ohne Allergien auszulösen. Die schnelle Verdunstung bewirkt einen Kühlungseffekt. Chemische Konservierungsstoffe wie Parabene hingegen verbleiben über Stunden auf der Haut oder werden von ihr aufgenommen und gelangen in den Blutkreislauf. Nicht nur die Alkoholkonzentration spielt eine Rolle. Es kommt auch darauf an, mit welchen anderen Stoffen das Konservierungsmittel in der Creme eingebunden ist. Eine geschickte Zugabe pflanzlicher Öle kann einen eventuellen Austrocknungseffekt kompensieren.

Von staatlicher Seite wird der Einsatz von reinem Alkohol streng überwacht. Die Branntweinsteuer spült Jahr für Jahr viel Geld in die Kasse des Bundesfinanzministeriums. Ohne eine ordnungsgemäße Vergällung ist die steuerfreie Verwendung zur Herstellung von Kosmetika nicht möglich. Vergällung ist eine Denaturierung des Alkohols mit

Zusätzen, die den Trinkgenuss verhindern. Je nach Verwendungszweck gibt es dafür unterschiedliche Chemikalien. Die Besteuerung fällt nur bei unvergälltem Alkohol an, wie er als Genussmittel und in der Naturkosmetik verwendet wird. Alkohol ist somit ein teurer Inhaltsstoff, der die Herstellkosten erhöht, obwohl Naturkosmetik nicht verzehrt wird.

Jeder Naturkosmetikhersteller muss einen Kompromiss zwischen guter Hautverträglichkeit und Haltbarkeit seiner Produkte finden. Unvergällter Alkohol hat sich zur mikrobiellen Sicherheit als ein sehr guter Kompromiss erwiesen.

Im Zusammenhang mit Alkohol werden oft Fett- und Wachsalkohole genannt. Sie sind nicht zu verwechseln mit den einfachen Ethyl-Alkoholen. Diese Fettalkohole werden aus den in Pflanzenteilen vorkommenden Fettsäuren gewonnen. In der INCI-Liste finden wir sie unter den Bezeichnungen Lauryl-, Cetearyl- und Cetyl-Alcohol. Sie sind in Form kleiner weißer Plättchen im Handel und gelten als besonders gut verträglich.

Mischung ätherischer Öle – Augenwischerei

Die Deklaration »Mischung ätherischer Öle« finden Sie fast auf jeder Naturkosmetikstoffliste. Es handelt sich um die Duftstoffe Citral, Citronellol, Geraniol, Linalool, Limonene. Sie müssen einzeln in der INCI-Deklaration aufgeführt werden, weil sie zu den sechsundzwanzig Duftstoffen gehören, die seit 2005 in der EU zum Schutz von Duftstoffallergikern relevant sein können. Citral ist Hauptbestandteil des ätherischen Öles von Melisse und Zitronengras. Die schwach gelbliche Flüssigkeit riecht intensiv nach Zitrone und ist mit Citronellol Grundstoff im

Melissengeist und vielen Likören. Citronellol ist ein natürlicher Bestandteil von Rosen- und Geranium-Ölen und aus Zitronengras.

Geraniol kommt in zahlreichen Pflanzen vor. Als ätherisches Öl ist es in Koriander, Lorbeer, Muskat, Rosen und Geranien enthalten. Die farblose bis gelbliche Flüssigkeit hat einen rosenähnlichen Duft und wird vielen Parfums zugesetzt. Es ist ein schwaches Kontaktallergen.

Linalool ist ein einwertiger Alkohol aus der Gruppe der Monoterpene. Es kommt als ätherisches Öl in Basilikum (bis zu 85 Prozent), Majoran, Thymian, Oregano, Lavendel und Bohnenkraut vor. Linalool gehört auch zu den Aromen im Wein und ist eine Komponente des Muskateller-Bouquets. Der Duft der klaren Flüssigkeit ist süßlich-lavendelartig.

Limonen ist in zahlreichen Pflanzenfamilien vertreten. Es ist im Schalenöl von Zitrusfrüchten, in Oregano, Kümmel, Anis, Sternanis und Sellerie vorhanden. Zwei Arten unterscheiden sich deutlich im Geruch. Das R-Limonen riecht nach Orangen, das L-Limonen aus Pfefferminzöl und Tannenöl riecht terpentinartig.

Warum verwendet Naturkosmetik eine Mischung ätherischer Öle, obwohl sie wegen ihres allergenen Potenzials nicht als vollkommen unbedenklich einzustufen sind? Die Hersteller, Verbände und Zertifizierungsstellen gehen in diesem Punkt nicht offen mit ihrer Klientel um. Es stehen weniger die Duftstoffe im Vordergrund, was Sie ja unter »Mischung ätherischer Öle« vermuten würden, als vielmehr versteckte Konservierungsmittel. Im Übrigen werden die natürlichen Duftstoffe zu ihrer Gewinnung so stark denaturiert, dass man eigentlich nicht mehr von einer natürlichen Stoffgruppe sprechen kann. Hier trickst die Naturkosmetik, wenn sie natürliche Inhaltsstoffe derart verändert, dass sie mit Natur nichts mehr zu tun haben.

Die Branche will es nicht gern hören und der fanatische Naturkosmetik-Freund auch nicht: Naturkosmetik muss seitens der Verträglichkeit nicht zwangsläufig besser sein als ihr konventionelles Pendant. Naturkosmetik muss ebenso konserviert werden, soll sie doch mindestens zwei bis drei Jahre unter Temperaturschwankungen und verschiedensten Einsatzmöglichkeiten nicht schlecht werden. Die Duftstoffe Citral, Citronellol, Geraniol, Linalool, Limonene sollten in der INCI-Liste an letzter Stelle auftauchen und nur in minimaler Konzentration in Kosmetika vorhanden sein.

Beerenwachs – ein weicher Konsistenzgeber

Beerenwachs wird primär als Konsistenzgeber und als stabilisierendes Element in Emulsionen eingesetzt. Das Pflanzenwachs wird aus der Fruchtschale des zu den Sumachgewächsen zählenden Lacksumachs gewonnen. Die Milch aus dem Stamm wird zur Herstellung des bekannten Japan- oder Chinalacks genommen. Die Beeren werden in Kesseln gekocht, anschließend wird das Rohwachs abgeschöpft und schonend filtriert. Seine weiche Konsistenz und sein spezifisches Schmelzverhalten nahe der Hauttemperatur prädestinieren Beerenwachs als Alternative zu Bienenwachs, das in einer veganen Kosmetik nicht vorkommen darf. In Kombination mit anderen Fettalkoholen reichen als Dosierung 1 bis 2 Prozent aus, in Wasser/Öl-Emulsionen maximal 5 Prozent. Es ist ein weiß-gelbes, reines Pflanzenwachs, das in Pastillenform angeboten wird und nach dem Auftragen keinen Fettfilm hinterlässt.

Rhassoul – Lavaerde als Tensidersatz

Rhassoul ist die arabische Bezeichnung für »waschen«. Die Erde stammt aus dem marokkanischen Atlasgebirge und enthält einen hohen Kieselsäureanteil. In Wasser angerührt, bildet sie ein feines, sanftes, reinigendes Gel. Lavaerde wird gern als Tensidersatz genommen und Haar- und Körperwaschprodukten wie Duschcremes, Körper-Peelings, Gesichtsmasken etc. zugesetzt. Ähnlich sind grüne Erde, farbige Tonerde mit einem höheren Eisenoxidgehalt und weiße Tonerde einzustufen. Weiße Tonerde (Porzellanerde) besteht aus einer Kalium-Silikat-Verbindung ohne Eisen und ist eine Grundlage für Gesichts- und Körperpuder, da sie Hautfett und Feuchtigkeit absorbiert.

Glycerin bindet Feuchtigkeit

Glycerin zählt in der Kosmetik zu den Hydratisierern, d. h. zu den feuchtigkeitsbindenden Substanzen. Eine intakte Haut weist in den Tiefen bis zu 40 Prozent, in den oberen Bereichen noch ca. 20 Prozent Wasser auf. Bei älteren Menschen, bei klimatischen und hormonellen Veränderungen und durch zu häufiges Waschen mit Tensiden kann der Wassergehalt auf ca. 10 Prozent sinken. Ein trockener, feuchtigkeitsarmer Hautzustand führt zu Spannungsgefühlen, Juckreiz und Irritationen. Stoffe, die das Wasser in der Hornschicht binden, können eine Hauttrockenheit wirksam verringern. Genau diesen Zweck erfüllt das in der Naturkosmetik verwendete pflanzlich gewonnene Glycerin.

Neben der Feuchthaltewirkung bescheinigen Studien Glycerin eine Stabilisierung der Barrierefunktion der Haut und erhöhte Hautelastizität. Als körpereigene Substanz ist Glycerin sehr gut verträglich und wird auch als Lebensmittelzusatzstoff (E 422) verarbeitet. Es ist in allen natürlichen Fetten und Ölen vorhanden und entsteht bei der Verseifung, bei der Gewinnung von Biodiesel und biotechnisch durch Fermentation.

Dass Glycerin die Haut austrocknet, ist ein typisches Gerücht in und aus Alternativkreisen ohne fundierte Grundlage. Man darf Substanzen nicht isoliert betrachten, sondern im Gesamtgefüge. Die zähfließende, geruchlose, süßliche Flüssigkeit gibt es in unterschiedlichen Verdünnungen. In meiner drogistischen Lehrzeit haben wir Glycerin gegen das Nadeln des Weihnachtsbaumes verkauft. An dem Beispiel sehen Sie, wie gut dieser Zuckeralkohol die Feuchtigkeit im geschlagenen Baum hält und das Nadeln verhindert. Die Pharmazie benötigt für ihre Zwecke reines 99,5-prozentiges Glycerin.

Kräuter aus dem Klostergarten

Klöster waren im Mittelalter Zentren des Wissens. Nonnen und Mönche zählten zu den Privilegierten, die lesen und schreiben konnten. Sie nutzten Überlieferungen aus der Antike, von den Germanen und Kelten. Karl der Große verpflichtete die Klöster, Heilpflanzen zur Behandlung der Bevölkerung anzubauen.

Hildegard von Bingen (1098–1179) beschrieb als Erste die heilende Wirkung der Ringelblume bei Hautekzemen. Kräuter wurden zerrieben und getrocknet und mit Schweinefett oder Olivenöl zu Salben und Cremes vermischt. Gutes aus Klöstern hat wieder Konjunktur.

Borretsch wurde früher Augenzier genannt, da Kompressen aus einem Aufguss der Blätter gegen müde Augen helfen. Borretschsamenöl ist reich an Gamma-Linolensäure und verbessert den Fett- und Feuchtigkeitsgehalt bei sensibler und trockener Haut. Es stärkt die Barriereschicht und bewährt sich bei Neurodermitis.

Echter Lavendel ist eine dankbare Heilpflanze mit einem typischen, harmonisierenden, ätherischen Duftöl. Gesammelt werden die Triebe mit den Blüten, die man nach dem Trocknen abstreifen kann und als Mazerat oder Tinktur weiterverarbeitet. Lavendel wirkt leicht beruhigend und gegen Pilze.

Melisse wird hauptsächlich in Reinigungs- und Badeprodukten verwendet. Sie entspannt und beruhigt gereizte Kopfhaut und empfindliche Haut. Für den frischen Zitronenduft sind die enthaltenen ätherischen Öle Citral, Geraniol, Neral und Citronellal verantwortlich. Hildegard von Bingen empfahl das Kraut als Mittel, »welches das Herz freudig macht«, und Mönche brauten aus Melisse, Alkohol und anderen Kräutern einen Trunk.

Minze ist ein erfrischendes und belebendes Kraut. Das liegt am Menthol, das kühlt und Krämpfe löst. Reinigungs- und Pflegeprodukte nutzen den klärenden, kühlenden Effekt für unreine und fettige Haut. In Zahncreme, Duschgel und Rasierschaum verleiht Minze ein frisches Gefühl.

Hell- bis tieforangefarbene Blütenblätter sind das Kennzeichen der Ringelblume, die wegen der strahlenden Blüten auch Morgenröte oder Goldblume genannt wird. Die Blüten enthalten Seifenstoffe, Zuckerverbindungen und ein ätherisches Öl. Ringelblumensalbe gehört in jede Hausapotheke. Sie fördert die Wundheilung und eignet sich als Universalcreme für jede Haut.

Das ätherische Öl des Rosmarins durchblutet die Haut und wirkt keimhemmend. Darum übernimmt Rosmarinextrakt stabilisierende und konservierende Eigenschaften in der Naturkosmetik. In Pflegeprodukten regt das charakteristische Öl den Hautstoffwechsel an, belebt müde Füße und beugt Fußpilz vor.

Salbei galt in der Antike als Sinnbild ewigen Lebens. Schon der Name weist auf seine Heilkraft hin (lateinisch *salvare* = heilen). Die Heilpflanze hat eine antibakterielle, schweißhemmende, zusammenziehende und pilzfeindliche Wirkung und steckt deshalb in Deos und Pflegeserien für unreine Haut.

Thymian verdünnt und löst Schleim in den Bronchien und fördert die Durchblutung. In Shampoos beruhigt er gereizte Haut und lindert Juckreiz. Die medizinische Fußpflege nutzt seine desinfizierende Wirkung.

Pflanzenöle und -fette sind die ältesten Kosmetika

Pflanzenöle und -fette sind komplizierte Stoffgemische, deren Zusammensetzung spezifisch ihren Ursprung wiedergeben. Früchte, Samen und Kerne haben alle ihre eigenen »fetten« Öle mit unterschiedlichen kosmetischen und physiologischen Wirkungen. Viele Pflanzenöle sind Bestandteil einer gesunden Ernährung, ein Aspekt, der auch für die Hautpflege wichtig ist. Ein Mangel an essenziellen Fettsäuren führt nicht nur zu gesundheitlichen Problemen, sondern auch zu entzündlichen Hauterscheinungen und Schuppenflechte. Die Grundkörper der in Ölen enthaltenen Fette sind *Triglyceride,* eine Verknüpfung von drei Fettsäuren mit Glycerin, die sich in der Haut aufspalten.

Anders als in der konventionellen Kosmetik, in der raffinierte Fette als Konsistenzgeber und Weichmacher fungieren, sind Pflanzenöle in der Naturkosmetik intensiv wirkende Zutaten. Geprägt werden Ölkombinationen vom sogenannten Spreitverhalten. Der Spreitwert gibt an, wie sich ein Öl nach dem Auftragen auf der Haut von selbst ausbreitet, und bemisst sich aus der Fläche in Quadratmillimetern, die eine bestimmte Menge Öl innerhalb von zehn Minuten bedeckt. Entscheidende Faktoren für gute Spreiteigenschaften eines Öles sind seine Fließeigenschaften und seine Oberflächenspannung.

Zu den schnellen Spreitern, die sich gut verteilen, gehören z. B. Kokosöl und Palmkernöl. Sie erzeugen ein schnelles Glättegefühl, das ebenso schnell wieder verschwindet. Langsame Spreiter mit fühlbarem Rückfettungsvermögen sind z. B. Pflanzenbutter und Rizinusöl. Sie führen zu einem deutlich geringeren Glättegefühl. In der Mitte liegen Mandelöl, Avocadoöl, Nachtkerzenöl etc., die sich gut verteilen, schnell einziehen und die Haut über einen längeren Zeitraum glätten.

Das seit jüngster Zeit beliebte Arganöl beschrieb ich bereits. Da die Nachfrage enorm angestiegen ist, weckt es natürlich das Interesse von Panschern. In Marokko ist der Verschnitt mit Fremdölen nicht unüblich. Häufig wird Sonnenblumenöl genommen, um den Gewinn und die Haltbarkeit zu erhöhen. Die Kontrolle gestaltet sich schwierig.

Zu den Klassikern gehört zweifelsohne das Avocadoöl, das wie Oliven- und Sanddornöl zu den Fruchtfleischölen zählt. Es wird aus reifen Früchten des Avocadobaums gepresst, zentrifugiert, gefiltert und abgefüllt. Als Besonderheit enthält das Öl ein haut- und stoffwechselaktives Alpha-Tocopherol, fördert die Zellregeneration und wird für die Pflege trockener und rissiger Haut und in der Haarpflege eingesetzt. Es lässt sich gut verteilen und verfügt über einen natürlichen Lichtschutzfaktor zwischen 3 und 4. Avocadoöl enthält die Vitamine A, E und D.

Johanniskrautöl, wegen seiner roten Farbe auch Rotöl genannt, ist in der Naturkosmetik nicht sehr geläufig. Ich führe es auf, weil es über ein breites Wirkspektrum verfügt. Das Öl wird aus frischen Blüten, Blättern und Knospen des Johanniskrauts zubereitet. Es enthält einen Komplex an wirksamen Stoffen. Für den antidepressiven Effekt ist das Hypericin verantwortlich. Auf der Haut hat dieses Beruhigungsmittel eine abtötende Wirkung auf Bakterien und Viren. Hypericin fördert die Wundheilung. Das Öl darf in offene Wunden gegossen werden.

Der hohe Flavonoidgehalt wirkt Entzündungen entgegen. Eine weitere Stoffgruppe bilden die Gerbstoffe, denen ein schmerzlindernder Effekt zugesprochen wird. Bei stumpfen Verletzungen wie Verstauchungen und Prellungen, die sich in Blutergüssen niederschlagen, ist Johanniskrautöl erste Wahl. Bei Muskelschmerzen, Verletzungen und leichten Verbrennungen ist ein Ölverband mit Rotöl nützlich. Geben Sie 40 bis 50 Tropfen auf eine Kompresse und fixieren Sie diese an der betroffenen Stelle. Der Ölverband verbleibt acht bis zehn Stunden am Körper.

Johanniskrautöl verfügt über photosensibilisierende Eigenschaften. Beachten Sie bitte, dass Sie nach dem Auftragen von Johannisöl nicht in die Sonne gehen. Besonders bei hellhäutigen Menschen kann das Öl zur Fleckenbildung auf der Haut führen und die Lichtempfindlichkeit steigern. Das ist der Grund, warum es nicht in Cremes eingearbeitet wird. Am heilkräftigsten ist das Johanniskrautblütenöl ohne die Verwendung von Knospen und Blättern. Zur eigenen Ölherstellung pflücken Sie mittags in der Sonne 300 Gramm Blüten, geben diese in ein klares Glasgefäß mit 1 Liter kaltgepresstem Sonnenblumenöl und lassen das Gefäß sechs Wochen in der Sonne stehen. Das fertige Blütenöl lassen Sie durch einen Filter laufen und füllen es in klare Gläser ab. Johanniskrautblütenöl bitte warm und hell aufbewahren. Als Kur machen Sie zwei- bis dreimal in der Woche Ganzkörpereinreibungen und nehmen anschließend Sahnebäder (drei Sahnebecher auf eine Wanne).

Jojobaöl ist chemisch betrachtet kein Öl, sondern ein flüssiges Wachs. Seine Fettsäuren sind nämlich nicht mit Glycerin, sondern mit Fettalkohol verbunden (Wachsester). Diese Ester sind den Estern ähnlich, aus denen unser Hauttalg besteht. Deshalb mischt sich Jojobaöl gut mit dem menschlichen Hauttalg und bildet einen feinen Lipidfilm, ohne die Haut abzudichten. Es kann von Mikroorganismen nicht verstoffwechselt werden und entzieht ihnen die Lebensgrundlage. Gleiches gilt für Keime, die bei verstopften Follikelausgängen zu entzündlichen Mitessern und Akne führen können. Bei unreiner Haut ist Jojobaöl hervorragend geeignet.

Kokos-, Mandel- und Sesamöl beschrieb ich im Kapitel »Was können Öle?«, weshalb wir uns nun der Mangobutter widmen. Mangobutter ist ein cremefarbiges Fett aus den Fruchtkernen des tropischen Mangobaumes. Er wird seit ca. viertausend Jahren in Indien kultiviert. Wegen des harten Kerns ist die Gewinnung aufwendig. Mit einer Hammermühle werden die Kerne aufgebrochen und zwischen Walzen zerkleinert. Die Extraktion der öligen Flocken erfolgt mit einem Lösungsmittel. Das Ergebnis ist eine leichte Pflanzenbutter, die der Kakaobutter nahekommt oder diese ersetzen kann.

Nachtkerzenöl ist wegen seines hohen Linolsäure- und Gamma-Linolensäuregehalts ein wertvolles Öl für die Haut. Die Samen enthalten ca. 25 Prozent fettes Öl. Für mich ist bei der Gewinnung des Öls die Extrahierung mit CO_2 entscheidend, da ich eine lösungsmittelfreie, hohe Qualität bevorzuge. Normalerweise dient Hexan als Lösungsmittel, was keine rückstandsfreie Qualität garantiert.

Seit den achtziger Jahren wird Nachtkerzenöl systematisch in der Dermatologie erforscht und bei Neurodermitis und Schuppenflechte erfolgreich innerlich und äußerlich verordnet. Es ist wegen seines Fettsäurespektrums ein ausgezeichnetes Wirkstofföl, welches jede kosmetische Rahmenrezeptur optimiert und die Barrierefunktion der Haut stärkt.

Rizinusöl wurde in der Hochphase der klassischen Drogerie, als in Deutschland eine fundierte Ausbildung gewährleistet werden konnte, als wirksames Abführmittel empfohlen. Alle Teile der Pflanze sind giftig, besonders der Samen, aus dem das Öl kalt gepresst wird. Nur so verbleibt das giftige Ricin im Presskuchen. Das farblose bis leicht gelbliche Öl verteilt sich nicht gut, dafür dringt es mit seinen Fließeigenschaften tief in die Hornschicht ein, um sich dort im Raum zwischen den Hornzellen auszubreiten. Rizinusöl ist ein gut haftendes, wasserabweisendes Schutzöl, das Schuppen aufweicht und löst. Es wird bevorzugt in der dekorativen Kosmetik verwendet.

Aus der Sanddornbeere werden zwei verschiedene Öle gewonnen: das Fruchtfleischöl und das Kernöl. Das reine Kernöl enthält gegenüber dem Fruchtfleischöl einen deutlich höheren Anteil an ungesättigten Fettsäuren und unterliegt dadurch einer höheren Oxidationsanfälligkeit. Auch beim Sanddornöl ist die Gewinnung für die Qualität entscheidend. Öle, die mit Hilfe von Lösungsmittelextraktionen gewonnen wurden, sollten Sie stehen lassen. Hochwertiges Fruchtfleischöl erhalten Sie durch schonende Kaltpressung. Das Öl enthält organische Fruchtsäuren, die den pH-Wert einer Emulsion herabsetzen. Beide Öle zusammen ergeben das Vollöl. In Deutschland wächst Sanddorn an der Nord- und Ostseeküste. Die Beere ist reich an den Vitaminen C, A und K und Tocopherol.

Ein weiterer Pflegestoff ist aus der Naturkosmetik nicht

wegzudenken: Sheabutter ist als kostbarer Schatz Afrikas in den Savannen beheimatet. Der Sheanussbaum trägt Früchte, aus deren Kernen die Sheabutter gewonnen wird. Der Baum ist den Menschen heilig. Er darf weder von Männern gefällt noch berührt werden, das Sammeln und Verarbeiten ist traditionell nur Frauen vorbehalten. Die Blätter werden gekocht und als Sud bei Fieber getrunken und zur Hautpflege verwendet. Die Früchte werden walnussgroß und ähneln im Geschmack reifen Feigen. Im Fruchtfleisch eingebettet ist eine Nuss mit Kern, aus dem die Sheabutter hergestellt wird.

Die Menschen in der westafrikanischen Savanne nutzen diese Butter seit Jahrtausenden als wertvolle Naturarznei zur Hautpflege, bei Rheuma, Muskel- und Gelenkschmerzen und zur Tierpflege. Die Fette liegen in einem ausgewogenen, idealen Verhältnis als ungesättigte und gesättigte Fettsäuren vor. Sheabutter bietet alles in einem. Sie gibt der Haut Lipide zurück, die sich in der Hautbarriere wie »Mörtel« perfekt einfügen, und stärkt so die Widerstandskraft der Epidermis. Trockene und empfindliche Haut profitiert vorbeugend oder therapiebegleitend von dieser beliebten Nussbutter. Das enthaltene Allantoin wirkt entzündungshemmend und zellregenerierend.

Freunde von Vierbeinern schätzen vor allem im Winter, wenn die Gehwege und Straßen mit Salz gestreut sind, Sheabutter zum Einreiben der Pfoten. Da keine chemischen Zusätze in der Butter enthalten sind, können sich Hunde bedenkenlos die Pfoten ablecken.

In Rezepturen wirkt das Pflegewunder als natürlicher Konsistenzgeber und Co-Emulgator. Die Emulsionen werden geschmeidig und lassen sich gut auftragen. Die Haut ist angenehm gefettet, beruhigt und glatt. Es versteht sich von selbst, dass man beim Einkauf die Lebenssituation der Menschen vor Ort berücksichtigt und unbelasteten

Fair-Trade-Qualitäten den Vorzug vor Aufkäufern geben sollte.

In der Beliebtheits- und Verwendungsskala steht Sonnenblumenöl ganz oben. Das Öl hat mit ca. 66 Prozent einen hohen Anteil ungesättigter Fettsäuren und einen hohen Alpha-Tocopherol-Gehalt. Dieses Vitamin E hat eine zellschützende, antioxidative Funktion. In der Kosmetik findet Sonnenblumenöl Zuspruch, weil es wegen des geringen Anteils gesättigter Fettsäuren ein ausgesprochen leichtes, mildes und pflegendes Öl ist. Diese Leichtigkeit prädestiniert das preiswerte Öl für Reinigungsprodukte und Make-up-Entferner auf Ölbasis.

Weizenkeimöl entsteht als Nebenprodukt bei der Weizenmehlherstellung. Die Keimlinge werden vom Vollkorn getrennt und gepresst. Das Öl hat den höchsten Gehalt an Vitamin E, was seiner Stabilität zugutekommt. Seine durchblutungssteigernde und elastizitätsfördernde Wirkung haucht fahler Haut wieder Leben ein und belebt als Haaröl schuppige Kopfhaut. Wenn jemand seine Lieblingscreme anreichern will, empfehle ich ein, zwei Tropfen reines Weizenkeimöl aus kontrolliert biologischem Anbau. Für Schwangere ist es ein unentbehrliches Pflegeöl. Das Öl aus der Familie der Süßgräser lässt sich gut mit anderen wertvollen Ölen kombinieren, u. a. auch mit Wildrosenöl.

Wildrosen zählen zur Familie der Rosaceae, von der es verschiedene Arten gibt. In unseren Breiten ist die Heckenrose oder Hundsrose mit ihren Hagebuttenfrüchten bekannt. Aus den Früchten stammt das Hagebuttenkernöl. Einige Naturkosmetikanbieter pflegen Plantagen in Chile, um ihren großen Bedarf zu decken. Ich gebe der europäischen Wildrose mit ihren Früchten sowohl als Tee als auch als Öl den Vorzug. Zur Gewinnung eignet sich eine CO_2-Extraktion. Unter hohem Druck verflüssigt sich das Gas, das zum Aufplatzen der Kerne führt. Das Öl wird frei. Ist der Druck weg, verwandelt sich CO_2 wieder in einen gasförmigen Aggregatzustand. Mit dem als schonend einzustufenden Verfahren werden reine Öle gewonnen, die zudem über eine gute Stabilität verfügen oder gar als Extrakt gerade deshalb natürlichen Ölen zugesetzt werden.

Während die Hagebutte für ihren hohen Vitamin-C-Gehalt bekannt ist, trifft das auf das gewonnene Öl nicht zu. Echtes Wildrosenöl hat auch nicht den lieblichen Duft, den Sie jetzt in der Nase haben. Dieser resultiert daraus, dass Kosmetikanbieter Wildrosenöl oder andere Öle wie Mandelöl oder Jojobaöl mit ätherischem Rosenöl beduften. Wildrosenöl fördert die Kollagenproduktion innerhalb des Bindegewebes und eignet sich bei Pigmentstörungen und Narben. Es ist ein sehr verträgliches Gesichtsöl, das sich in Emulsionen mit Nachtkerzenöl und Arganöl anbietet.

Xanthan – das Verdickungsmittel

Xanthan ist ein natürliches Verdickungs- und Geliermittel und als Lebensmittelzusatzstoff (E 415) auch für Bio-Lebensmittel zugelassen. Es kann nur zu einem geringen Teil verstoffwechselt werden und zählt deshalb zu den Ballaststoffen. Das weiße oder transparente Pulver gibt es in verschiedener Partikelgröße und unterschiedlichem Quellvermögen. Es gilt als hautfreundliches Verdickungsmittel.

In wässrigen Lösungen quillt Xanthan auf und erhöht die Viskosität in Lotionen, Shampoos, Zahnpasta und flüssigen Seifen. Es stabilisiert Emulsionen und bindet Feuchtigkeit, ohne Irritationen auf der Haut auszulösen. Zusammen mit Johannisbrotkernmehl (E 410) entstehen Gele von hoher Elastizität ohne verklumpte kleine Partikel. Die Gele fühlen sich angenehm leicht an. Die Konzentration liegt bei Shampoos und Duschgelen bei einem Prozent; in Emulsionen als stabilisierende Komponente zwischen 0,2 bis 0,5 Prozent. Das Geliermittel ist in kaltem und warmem Wasser gut löslich, beeinflusst nicht den pH-Wert und sorgt dafür, dass das gewünschte Fließverhalten von Lotionen auch bei längerer Lagerung erhalten bleibt. All diese Eigenschaften machen Xanthan zu einem universellen Stabilisator und Verdicker für Kosmetik- und Körperpflegeprodukte.

Zuckertenside – die biologische Alternative

Tenside sind synthetische Schaumstoffe, die in der Natur nicht vorkommen. Um sie herzustellen, bedarf es auch in der Naturkosmetik chemischer Verfahren. Die Rohstoffe für die in der Naturkosmetik erlaubten Tenside stammen alle von Pflanzen, während Tenside der konventionellen Kosmetik überwiegend aus Erdölen stammen. Palmkern- und Kokosöl liefern die nötigen Fettsäuren, während die Stärke aus Weizen oder Mais von Enzymen zu Glucose umgewandelt wird. Zuckertenside auf Basis von Kokosöl und Zucker sind in der INCI-Liste als Coco Glucoside zu erkennen. Beim Cocoyl Glutamat wurden Kokosfette und Eiweißbausteine zusammengeführt.

Coco Glucoside sind sehr mild, schäumen dafür aber nicht sonderlich gut. Cocoyl Glutamat verbindet beide Eigenschaften miteinander, jedoch ist die Reinigungskraft des Schaumes nicht ausgeprägt. Aggressiver und gründlicher gehen Coco Sulfate ran. Sie sind günstig, schäumen gut und sind richtige Fettkiller. Je nach Verträglichkeit mit anderen Zutaten setzen Hersteller auf verschiedene Kombinationen von Tensiden. Die Rohstoffe zur Gewinnung von Zuckertensiden müssen nicht aus kontrolliert biologischem Anbau stammen. Sie sind für Menschen, die nicht auf Schaum im Dusch- oder Haarshampoo verzichten wollen, ein Kompromiss, der sich gut mit unserer Haut verträgt. Die auf Pflanzen- und Zuckerbasis hergestellten denaturierten Schaumstoffe entfetten die Haut nicht so radikal wie konventionelle, chemische Tenside.

9

Ausblick – was macht bzw. erhält die Haut gesund?

Licht, Luft, Wasser

Kosmetik-Verzicht als Therapie für Ihre Haut? Wenn Sie namhafte Dermatologen zu Wort kommen lassen, denen viel an einer gesunden Haut ihrer Patienten liegt, dann ist die Katzenwäsche mit etwas Wasser nicht die schlechteste Wahl. Viele Menschen stellen zu viel des Guten mit ihrer Haut an. Sie sind schlicht und ergreifend »überpflegt«, reinigen zu aggressiv und reizen ihre Haut mit Stoffen, die in Kosmetika nichts verloren haben. Das Diktat »Schönheit« als Eintrittskarte für beruflichen Erfolg, eigene und fremde Ansprüche erzeugen einen hohen Druck, dem keine Anti-Aging-Creme gewachsen ist. So ist beim Kauf die nächste Unzufriedenheit kalkuliertes Programm. Menschen, die in einem geregelten Rhythmus leben, Zufriedenheit ausstrahlen und seelisch ausgeglichen sind, ficht das nicht an. Und sie haben meist eine gute Haut.

»Grundsätzlich ist es wichtig, chemische Stoffe zu reduzieren. Pflegeprodukte sollten auf jeden Fall keine synthetischen Konservierungs- und Duftstoffe enthalten. Eine milde Reinigungscreme oder -milch und eine Pflegecreme reichen völlig aus. Das zaubert ein aufgeräumtes Badezimmer und eine gesunde Haut«, so Prof. Sven Malte John. Die Kunst besteht im Weglassen. Ich habe einigen Frauen geraten, sie sollten einmal auf ihr tägliches, manchmal arbeitsvertraglich verordnetes Make-up verzichten. Anfangs fühlt es sich ungewohnt und »nackt« an, aber nach einigen Tagen erholt sich die Haut, und die betroffenen Frauen sind glücklich. Puristisch betrachtet reichen in den allermeisten Fällen Licht, Luft und Wasser vollkommen aus. Gönnen Sie Ihrer Haut frische Luft – ab und zu darf es auch Seeluft sein –, Wind und Wetter für einen schönen, natürlichen Teint.

Dennoch sind der Wunsch und das Bedürfnis nach gesunden Körperpflegemitteln verständlich und berechtigt. Sie sind der tägliche kleine Luxus, der nicht nur auf die schnöde Funktion Reinigen und Pflegen beschränkt ist, sondern ein wichtiges emotionales Wohlbefinden vermittelt. Dazu gehört das gute Gefühl, seinen Körper zu achten und zu pflegen. In diesem Sinne gestehe ich auch Luxusprodukten eine Daseinsberechtigung zu, deren Inhalte ich nicht immer befürworten kann. Sie spielen manchmal eine sekundäre Rolle.

Kosmetik-Verzicht kann nur in Ausnahmefällen eine therapeutische, aber keine generelle Empfehlung sein, schließlich ist Kosmetik ein Kulturgut. Und Kultur und Körperpflege-Rituale sollten wir pflegen. Kosmetik-Verzicht wäre das andere Extrem zum Kosmetik-Konsum. Extreme können aber nicht in unserem Interesse sein und drücken Verzweiflung aus, so wie der Aufschrei: »Dann kann man ja bald gar nichts mehr nehmen.« Es gibt immer Lösungen und Alternativen. Sie sind nicht neu, aber gut.

Biochemisch betrachtet ist der Mensch ein basisches Wesen. Jahrtausende lang war die Körperpflege basisch. Die Haut kam gut ohne »Säureschutzmantel« und ohne Kosmetika auf Säurebasis aus. Ich ziehe bewährte Mittel aus der drogistischen Schublade und rücke sie wieder in Ihr

Bewusstsein. Den Anfang macht ein Alptraum für die Kosmetik- und Pharmaindustrie: Natron.

Einfach nur Natron …

Das Wort Natron ist eine volkstümliche Bezeichnung für das chemische Gemisch *Natriumbicarbonat* oder *Natriumhydrogencarbonat*. Weitere Namen lauten: doppelsaures Natron, Speisesoda oder Backsoda. Natron war schon im frühen Altertum bekannt. Die Ägypter gewannen es aus den Seen des Tales Wadi Natrun, wo es natürlich vorkommt. Der ägyptische Wortstamm *ntrj* (= göttlich) wird für als heilig geltende Stoffe gebraucht. Ein Gemisch aus Natron, Soda und Salz wurde damals zur Mumifizierung verwendet. In den USA wird Natron aus dem Salz Trona gewonnen. In Europa gewinnt man Natron aus natürlichem Kochsalz, indem man Chlor gegen Carbonat austauscht. Das chemische Verfahren ist nach seinem belgischen Erfinder und Gründer des gleichnamigen Chemiekonzerns Ernest Solvay (1838–1922) benannt und liefert ein reines Produkt.

Natron ist ein seit über hundert Jahren bewährtes, umweltschonendes, traditionelles Hausmittel und wird ausgesprochen vielseitig eingesetzt. Es wäre fast in Vergessenheit geraten, profitierte aber in den letzten Jahren sicherlich vom Säure-Basen-Trend, denn Natron neutralisiert Säuren und ist mild alkalisch. Ich beschreibe hier nur die Verwendungsmöglichkeiten in der Körperpflege.

Verträgt jemand keinerlei Kosmetika – und seien sie noch so mild und natürlich: Natron geht immer. Sie geben etwa 4 Teelöffel Pulver ins Waschbecken und lösen es im lauwarmen Wasser auf. Hartes, kalkhaltiges Wasser wird weicher. Waschen Sie mit dieser weichen, basischen Lösung Ihr Gesicht. Ohne das Gesicht abzuspülen, wird vorsichtig abgetrocknet. Das Ergebnis ist eine wunderbar weiche, gereinigte Haut. Leidet jemand unter Schweißfüßen oder wünscht sich ein entspannendes Fußbad nach einer ausgedehnten Wanderung, dann nimmt man 3 bis 4 Teelöffel auf ca. 10 Liter Wasser.

Als Badezusatz für eine Wanne geben Sie ca. 200 Gramm Natron ins Badewasser. Natriumbicarbonat enthärtet das Wasser, erfrischt und fördert die Durchblutung. Baden in Natron wird von einigen Therapeuten empfohlen, um Säure über die Haut auszuleiten. Sie meinen, dass Natron eine preiswerte Alternative zu basischen Bädern sei, die überteuert angeboten würden. Das ist nur zum Teil richtig, denn Natron laugt Säuren über die Haut aus, ohne basische Mineralien wieder hinzuzufügen. Das Preisargument trifft ebenfalls nicht zu. Für ein wirksames Vollbad in Natron werden nach meinem Dafürhalten mindestens 500 Gramm (zwei Packungen à 5 Tüten mit 50 g) des Traditionsmittels benötigt, bei einem guten Basenbad zur Säureausleitung nur 50 bis 60 Gramm. Dennoch: Basische Bäder mit Natron schenken eine geschmeidige Haut mit angenehmer Rückfettung und haben mehr als nur eine kosmetische Wirkung.

Die neutralisierenden Eigenschaften des Natrons können Sie auch zur Zahnpflege nutzen. Auf ein Glas Wasser nehmen Sie einen Teelöffel Pulver und spülen damit den Mund gründlich aus. Die basische Lösung neutralisiert im Mund Säuren, die den Zahnschmelz angreifen. Die Kariesbildung wird so wirksam verhindert. Wer mag, kann etwas Natron auf die feuchte Zahnbürste geben und sich die Zähne putzen. Ich würde dies allerdings nur einmal in der Woche empfehlen. Oder Sie streuen eine Prise Pulver täglich über Ihre Zahncreme.

Die Borax-Verschwörung

Ein altes Wasch- und Badekosmetikum für die Hautpflege hat es geschafft, auf der schwarzen Liste der EU zu landen. Die Abgabe von Borax an private Endverbraucher ist in Deutschland seit dem 1. Juni 2009 durch die Chemikalien-Verbotsverordnung untersagt. In meinem Chemikalienkundebuch von 1975 lese ich über diesen Stoff: »Med.: als keimtötendes Mittel bei Soorpilzerkrankungen (Mundschwämmchen der Kleinkinder) in Form von Rosenhonig mit Borax. Kosm.: Enthärtungsmittel für Waschwasser, für Mundwasser, Gesichtswasser, Nagelhautentferner, Badesalze, Fußpuder. Zur Herstellung von Coldcremes, Vanishingcremes (leichte Gesichtscreme auf Lavendelhonig- oder Rosenwasser- oder Leinsamenwasser-Basis).«

Borax wird durch Neutralisation einer Borsäurelösung mit einer Natriumcarbonatlösung gewonnen. Das Mineral ist folglich das Natriumsalz der schwachen Borsäure. Durch das Natrium hat Borax-Lösung einen pH-Wert von 9 bis 10, ist also relativ stark alkalisch. Borax ist ein in der Natur vorkommendes Mineral. Es wurde zuerst von dem schwedischen Mineralogen Johan Gottschalk Wallerius 1748 beschrieben. In der Antike wurde es zum Einbalsamieren benutzt. Borax entsteht bei der Austrocknung von Salzseen; in Kalifornien gibt es einen Borax Lake. Nach dem Austrocknen tritt es als Sediment auf.

Zahlreiche Stellungnahmen zeigen, dass Borax bei den verschiedensten Hautproblemen Hilfe bringt, unter anderem bei Schuppenflechte, Fußpilz und anderen Pilzinfektionen wie auch Rosacea.

Ich wollte es wissen und kaufte eine Packung Borax in einem Parfümerie-/Drogeriemarkt in Österreich, wo es unter dem Namen Kaiser Borax verkauft wird. Beschrieben wird es auf der Packung als Bade- und Waschkosmetikum für die Hautpflege und porentiefe Reinigung. Das feine Pulver weist rückfettende Eigenschaften auf, die helfen, das natürliche Gleichgewicht der Haut zu bewahren. Die Haut trocknet nicht aus und bleibt zart und geschmeidig – schon beim Baden und Waschen. Für ein Bad streuen Sie zwei bis drei Handvoll ins Badewasser. Für die tägliche Gesichtswäsche eine halbe Handvoll Kaiser Borax ins Waschbecken ist das Geheimnis natürlicher Hautpflege. Bei Fußbeschwerden, brennenden und müden Füßen bewirkt eine Handvoll Kaiser Borax im Wasser sofortige Erleichterung.

So weit die Anwendungen und Beschreibungen – die alle zutreffend sind. Ich habe das Produkt ausprobiert. Es fühlt sich phantastisch an. Im Kleingedruckten dann eine Überraschung: *Kaiser Borax als eingetragene Marke seit 1930 enthält aufgrund der Rechtslage kein Borax mehr.* Was hat das zu bedeuten, wenn das Produkt ausdrücklich eine Substanz im Namen führt, die nicht enthalten ist?

In der Schweiz ist Borax noch als Ameisengift in kleinen Mengen (20 bis 50 Gramm) zu bekommen. Der Versand nach Deutschland ist aber nicht gestattet. Der Grund für das Verbot liegt in den Ergebnissen von Tierversuchen, die Schädigungen bei ungeborenen Jungtieren zeigten. Ob man diese Ergebnisse auf den Menschen übertragen kann, ist aber umstritten.

Behalten Sie das im Hinterkopf, wenn Sie lesen, dass in westlichen Ländern ca. 30 Prozent der Bevölkerung unter Arthritis und Arthrose und der damit verwandten Osteoporose leiden. Insbesondere Hüftoperationen stellen für die Medizin- und Pharmaindustrie eine bedeutende Einkommensquelle dar. Würde ein so preiswertes Jahrhundertmittel für den Heilansatz in der Öffentlichkeit bekannt, hätte das Auswirkungen für einen profitablen Industriezweig. Borax hatte einfach zu viel Potenzial als

Mittel gegen Pilzerkrankungen, Fluorid- und Schwerme-
tallvergiftungen und für die Arthrose-Heilung. Warum es
als Substanz in einem kaiserlichen Bade- und Waschkosmetikum verboten wurde, wo es doch zur Lebensmittel-
konservierung unter E 285 für echten Kaviar zugelassen
ist, dürfte für Sie nun kein Rätsel mehr sein. Meiner Ansicht nach ist Kaiser Borax nach wie vor ein empfehlens-
wertes Produkt.

Wasserstoffperoxid –
einfach, preiswert, aber nicht rentabel

Wasserstoffperoxid besteht aus je zwei Teilen Wasserstoff
und Sauerstoff. Die Verbindung kommt in der Natur
reichlich vor. Im Regenwasser, im Schnee, in frischem
Obst und Gemüse ist reichlich Sauerstoff vorhanden. Im
Handel erhältliche Säfte sind aus Sicht der Sauerstoffsätti-
gung hingegen tote Produkte. In meinem alten Nachschla-
gewerk steht Folgendes über Wasserstoffsuperoxid/-per-
oxid: »Med.: zur Wundreinigung, als Mund- und Gurgel-
wasser (3-prozentiges H_2O_2), wirkt desodorierend und
desinfizierend. Kosm.: zum Bleichen von Sommersprossen, Haaren (Haare vor dem Bleichen entfetten), Zähnen.«
Wasserstoffperoxid ist eine farblose, geruchlose schwache
Säure, wirkt aber nicht ätzend. Die Weißfärbung von Haut
und Schleimhäuten beruht auf der Einlagerung kleinster
Sauerstoffblasen im Hautgewebe und in den Kapillaren.
Es kribbelt ein wenig auf der Haut. Durch Resorption der
Gasblasen verschwindet die Weißfärbung rasch.

Die geflügelten Worte von Paracelsus, dem Vater der
Pharmakologie: »Es gibt keine schädlichen Stoffe, es gibt
nur schädliche Dosierungen«, treffen auf diesen Stoff in
besonderem Maße zu. Konzentrierte Lösungen in

DAB-Qualität gibt es um 30 bis 32 Prozent; verdünnte Lösungen liegen zwischen 2,8 und 3,2 Prozent. Wasserstoffperoxid ist ein preiswertes, wirksames »Arzneimittel«. Der russische Professor und Doktor der Medizin Iwan Pawlovitsch Neumiwakin empfiehlt für die innerliche Anwendung handelsübliche 3-prozentige Lösung, beginnend mit zwei bis drei Tropfen auf einen Esslöffel Wasser, dreimal täglich. Die Dosis wird täglich zur Gewöhnung um einen Tropfen erhöht. Nach sieben Tagen ist eine Dosis von zehn Tropfen auf einen Esslöffel Wasser erreicht. Diese Kur können Sie das ganze Leben über anwenden. Es gibt keine Gegenanzeigen.

Das Wirkspektrum zur innerlichen Verordnung von Wasserstoffsuperoxid ist ein Thema für sich. Hier soll es aber um die äußeren Anwendungen gehen: Bei Paradontitis und Zahnfleischbluten geben Sie 3 Gramm Backpulver, zehn Tropfen Zitronensaft und zwanzig Tropfen Wasserstoffperoxid-Lösung in ein Glas und putzen Ihre Zähne mit der Mischung. Danach für fünfzehn Minuten den Mund nicht spülen, nichts essen oder trinken.

Bei Ekzemen machen Sie Auflagen mit 3-prozentiger Lösung auf die geschwollenen Bereiche. Hautpilzerkrankungen behandeln Sie, indem Sie die Bereiche einreiben. Mit einem Tuch, das in der schwachen Lösung getränkt wurde, können Sie den ganzen Körper einreiben. Beim Auftragen zerfällt Wasserstoffperoxid in den unteren Hautschichten in die zwei Substanzen Wasser und Sauerstoff. So gelangt der Sauerstoff für regenerative Prozesse in die Haut und wird dort aktivierend verwertet. Wissenschaftliche Schriften beweisen eine antibakterielle, antivirale und fungizide Wirkung und schnellere Heilung von Wunden und Hautkrankheiten.

Die Welt der basischen Seifen

Während synthetische Seifen erst in den vergangenen Jahrzehnten entwickelt wurden, ist die basische Seife so alt wie die Kulturgeschichte der Menschheit. Schon im 3. Jahrtausend vor unserer Zeitrechnung berichteten Tontafeln, die im Gebiet zwischen Euphrat und Tigris beschrieben wurden, über den Gebrauch von Seifen, die aus Öl und Pottasche hergestellt wurden. Quellen zufolge haben die Sumerer auf dem heutigen Gebiet des Irak den Prozess der Verseifung beherrscht, aber ebenso wie die Griechen den reinigenden Aspekt der Seife nicht erkannt. Sie verwendeten das Gemisch als Heilmittel für Verletzungen. Als erwiesen gilt, dass die Araber Seife als Körperpflegemittel kannten und nach Europa brachten, wo Südfrankreich neben Spanien zum Zentrum der Produktion des schäumenden Produktes wurde. Germanen und Gallier schätzten die Seife als dekoratives Kosmetikum. Sie wurde aus Ziegen-, Rinder- oder Hirschtalg hergestellt. Zur Reinigung wurden geeignete Pflanzeninhaltsstoffe verwendet.

In der Botanik- und Drogenkunde gibt es die Pflanzengruppe der Saponindrogen. Zu den Saponinen zählt eine Reihe bekannter Pflanzen: Birke, Efeu, Gänseblümchen, Königskerze, Mäusedorn, Rosskastanie, Schlüsselblume, Stiefmütterchen, Süßholz und nicht zu vergessen: das Seifenkraut. Sie enthalten zwischen 2 bis 5 Prozent Saponine und bestehen aus fettliebenden Verbindungen und einem daran gebundenen wasserliebenden Zucker. Im Prinzip sind sie die Vorläufer der Zuckertenside.

Saponine setzen die Oberflächenspannung von Flüssigkeiten herab und ermöglichen so, dass sich bei Bewegung Wasser und Luft miteinander zu einer schäumenden Lösung mischen. Sie besitzen die Fähigkeit, Fette und ätherische Öle mit Wasser zu emulgieren. Ein ganz wichtiger Aspekt der Saponine besteht in der Stimulierung der Schweißdrüsen. Sie leisten bei grippalen Infekten und zur allgemeinen Entgiftung bzw. Entsäuerung zusätzliche wertvolle Dienste. Seifen mit den Saponindrogen Rosskastanie und Mäusedorn überzeugen in einer basischen Seife mit einer Sonderzugabe: Sie wirken abschwellend und tonisierend auf die Venen und werden bei schweren Beinen, nächtlichen Wadenkrämpfen und Beinschwellungen eingesetzt.

Bevor es die saure chemisch-pharmazeutische und kosmetische Industrie noch nicht gab, orientierte man sich an der Natur und experimentierte mit vielen anderen Stoffen. Pottasche ist eine aus Holzfeuern gewonnene mineralische Asche. Sie besteht aus dem Kaliumsalz der Kohlensäure (Kaliumcarbonat) und hat einen hohen basischen pH-Wert. Sie reagiert mit Säuren, wobei Kohlensäure freigesetzt wird. Das basische Soda ist in den Eigenschaften mit Pottasche zu vergleichen.

Unsere Fettsäuren der Hautoberfläche reagieren mit Säuren auf gleiche Weise und bilden Fettsäuresalze. Eine basische Schmierseife ist ähnlich zusammengesetzt wie die körpereigenen Fettsäuresalze und kann Fette und Kohlenwasserstoffe der Haut emulgieren. Beim Sieden von wässriger Soda- oder Pottaschelösungen mit Pflanzenölen oder tierischen Fetten entstehen milde Waschlaugen. Aus den zähflüssigen Emulsionen lassen sich nach Zugabe von Natriumchlorid Seifenstücke abschneiden. Auf Natriumcarbonat-Basis erhält man die harte Kernseife, mit Pottasche die weichere Schmierseife. Das Herstellungsverfahren der klassischen basischen Seifen wird Verseifung genannt.

Savon de Marseille ist die berühmteste Seife der Welt. In ihrer Heimat wird sie nach alter Tradition hergestellt und erlebt nach Jahren des Schattendaseins eine wundervolle

Renaissance. In Salon-de-Provence gab es alle Zutaten, die die Fabrikanten benötigten: Olivenöl und Salz vom nahen Mittelmeer, das man für die Herstellung der Lauge zur Verseifung brauchte. Im Marseiller Hafen landeten Palm- und Kokosfette aus den Kolonien. Auf der Rückfahrt nahmen die Schiffe fertige Seife an Bord.

Die Wege, die ein Stück Seife nehmen kann, sind ebenso verschieden wie die Preise als Endprodukt. Ein Rohbarren Savon de Marseille kann z. B. auf ein Frachtschiff verladen werden, auf dem Markt eines afrikanischen Dorfes landen und dort, mit dem Hackmesser in Brocken gespalten, für wenig Geld als Allzweckreiniger verkauft werden. Der gleiche Brocken könnte aber auch per Flugzeug nach Fernost reisen, zerkleinert, in Seidenpapier gewickelt, in ein Holzkästchen gebettet und in Tokio als teure hypoallergene Luxusseife in einer edlen Parfümerie verkauft werden.

Als etwas Besonderes gelten Lorbeer- und Olivenseifen aus Aleppo (Syrien), denn sie sind heute, da Aleppo in Schutt und Asche liegt, ein Produkt aus einer anderen Epoche. Alepposeife wird aus Oliven- und Lorbeeröl gesiedet. Farbstoffe, künstliche Aromen, Stabilisatoren und Parfum sind den traditionellen Seifensiedern in Aleppo fremd. Je höher der Anteil an Lorbeeröl, desto teurer die Herstellung. In Siedekesseln wird Olivenöl mit in Wasser gelöster Sodaasche gemischt und unter ständigem Rühren bei 200 °C gesiedet, bis das Olivenöl in Glycerin und Natriumsalz aufgespalten ist. Der heißen Masse wird Lorbeeröl zugegeben. Nachdem die Masse so weit ausgehärtet ist, werden per Hand die Seifenblöcke ausgeschnitten und mit einem Siegel versehen. Die Blöcke halten ihre Qualität mehrere Jahre.

Unsere Großeltern-Generation stellte Seife noch selbst in der Küche her. Man nahm Pottasche, Leinöl, Hanföl,

Tran und Talg. Diese Seifen dienten nicht nur der Körperpflege, sondern auch als Hausmittel. Nagelbettentzündungen und vereiterte Schürfwunden wurden in basischer Schmierseife gebadet. Die Lauge zog die Entzündung und den Eiter aus den Wunden. Entscheidend für eine gesunde Körperpflege mit echten Seifen sind die reinen Zutaten und der alkalische pH-Wert um 9,2. Heute sind basische Seifenstücke aus Pflanzenölen wieder sehr beliebt. Im Handel findet man reichlich Auswahl an schönen Naturseifen in verschiedenen Variationen und Preislagen.

Basisches Badesalz – ein Kultprodukt

Es wird wieder ausgiebig gebadet und Langsamkeit und Entspannung in der Badewanne gesucht. Badesalze, die für einen basischen pH-Wert des Badewassers sorgen, passen gut in diesen Trend oder haben ihn gar gesetzt. Der gesundheitliche Aspekt, die Entsäuerung des Körpers, ist in weiten Teilen der Bevölkerung angekommen. Die gravierenden Auswirkungen endloser Reihen von Zutaten in Körperpflegeprodukten tragen dazu bei, sich auf eine Tradition zu besinnen, die Jahrtausende zurückreicht und dabei nichts von ihrer Wirkung eingebüßt hat. Basische Anwendungen haben es zum Kultstatus gebracht. Wussten Sie, dass ein männlicher Durchschnittsschweizer während seines Lebens fast zwei Jahre in der Badewanne verbringt? – Die Durchschnittsschweizerin bringt es sogar auf etwas mehr!

In der ehemaligen Sowjetunion erzielte die russische Ärztin Olga B. Lepeschinskaja (1871–1963), die über viele Jahre als Mitglied der Akademie der medizinischen Wissenschaften der UdSSR tonangebend war, mit basischen Bädern verblüffende Erfolge. Vollbäder mit Soda-Natriumcarbonat, so fand sie heraus, erhöhten das allgemeine Wohlbefinden und steigerten die Vitalität. Die Basenbad-Pionierin der Moderne stellte eine Herabsetzung des Harnsäure- und Milchsäurewertes fest und erkannte die Wichtigkeit der Bäder, um überschüssige Säuren abzuschöpfen.

Das Wirkprinzip der vielseitig einsetzbaren basischen Anwendungen ist einfach. Die Haut hat einen direkten Kontakt zum Bindegewebe. Wenn Sie ins Badewasser eintauchen, baut sich nach zehn bis zwanzig Minuten ein Konzentrationsgefälle auf. Alle Säuren streben nach Neutralisation und werden im Unterhautfettgewebe mobilisiert. Saure Lösungsmoleküle bewegen sich in den Bereich höherer basischer Konzentrationen. Dieser hydrostatische Überdruck wird als Osmosediffusion bezeichnet. Er ist umso größer, je höher die Konzentrationsunterschiede sind. Atome und kleine Moleküle können mit Hilfe der Diffusion und der Osmose durch die Zellmembran hindurchtreten.

Basische Anwendungen unterstützen die Gesunderhaltung der Haut in jedem Lebensalter, anstatt sie unnötig zu belasten. Ein basisches Badesalz ist zur äußeren Anwendung bestimmt und eignet sich hervorragend für Voll- und Fußbäder, basische Abreibungen und vieles mehr. Die natürlichen physiologischen Regulationsabläufe der gesamten Hautfläche werden angeregt. Diese entspannte Entsäuerung kann über die Haut den direkten Weg nach außen gehen, ohne Lymphe, Blut, Lunge, Nieren und Leber zu belasten. Der natürliche Fettfilm der Haut bleibt beim Baden mit einem qualitativ guten Badesalz erhalten. Als Faustregel gilt: Je länger Sie im basischen, körperwarmen Wasser baden, desto mehr Säuren und Giftstoffe werden ausgeleitet.

Basensalz ist nicht gleich Basensalz. Unter den vielen Anbietern von Basenbädern gibt es nur wenige, die besser sind als das Hausmittel Natron. Einige Salze klumpen und werden hart, was nicht unbedingt ein Qualitätsmanko sein muss. Da fehlt es nur an der nötigen Feinabstimmung. Auch sollte Meersalz nicht an erster Stelle der Zutaten stehen, denn mit Meersalz als Hauptbestandteil ist der osmotische Druck und die Ausleitung deutlich niedriger. Um eine Elektrosmogbelastung in Ihrem Körper zu reduzieren, bieten sich als Zugabe im basischen Bad die Edelsteine Aquamarin, Bergkristall und Rosenquarz an. Aus der Erfahrungsheilkunde wird den Edelsteinen eine sanfte Anregung der Lymphe, der Hautregeneration und eine Stimulation der Energiezentren (Chakren, Meridiane) zugesprochen, die Blockaden löst.

Tägliche Waschungen und als allgemeine Präventionsmaßnahme und Erhaltungstherapie ein basisches Vollbad in der Woche führen zu einem herrlichen, weichen und gesunden Hautbild. Durch die entschlackende und den Hautstoffwechsel anregende Wirkung ist ein Eincremen nach basischen Anwendungen nicht notwendig.

Basische Abwaschungen

1 Teelöffel basisches Badesalz auf 1 Liter lauwarmes Wasser geben und mit der Hand verwirbeln. Gesicht und Körper mit dem weichen Wasser waschen. Für äußerst empfindliche Haut bestens geeignet.

Basisches Vollbad

3 Esslöffel basisches Badesalz auf ein Vollbad. Badetemperatur: 36 bis 37,5 °C; Badezeit: 30 bis 90 Minuten. Empfehlung: ein bis zwei Vollbäder pro Woche. Das Vollbad hat einen maximalen Effekt, weil die gesamte Hautfläche zur Ausleitung genutzt wird.

Basisches Fußbad

1 Esslöffel basisches Badesalz auf ein Fußbad. Neben gesundheitlichen Aspekten ist ein Fußbad ein wahrer Schönmacher für die Füße. Im Winter vor dem Zubettgehen als warmes Fußbad schlaffördernd; im Sommer als kühles Fußbad sehr erfrischend und belebend. Entlastend bei Stauungen, Schwellungen und Schweregefühl, gegen Fußschweiß, Schwielen und Hornhautablagerungen. Empfehlung: zwei bis drei Fußbäder pro Woche, ca. 30 bis 60 Minuten.

Basisches Körper-Peeling

Ein schwungvoller Einstieg in den Tag beginnt morgens mit einem basischen Peeling. Den Körper unter der Brause duschen, dann etwas basisches Badesalz in die feuchten Hände geben und Arme, Schultern, Po, Oberschenkel, Füße und Bauch damit massieren. Anschließend warm abduschen.

Basische Vliesmaske

In 250 Milliliter warmem Wasser 1/2 Teelöffel Badesalz auflösen, in der Lauge Kompressen oder eine Vliesmaske einweichen, diese nach dem Auswringen für zwanzig Minuten mit der Restfeuchte auf die Gesichtshaut legen. Phantastisch bei sehr empfindlicher, unreiner Gesichtshaut und zur Regeneration.

Basische Massage

Basisches Edelsteinbad, mit Olivenöl oder Sesamöl vermischt, weckt mit einer Massage müde Zellen auf. Im Problemzonenbereich wird die Haut gezupft und geknetet. Die Ausleitung mit streichenden Griffen in Ausscheidungsrichtung beschleunigen.

Basische Einreibungen in der Sauna

Als Geheimtipp gilt die basische Salzeinreibung zwischen den Saunagängen. 1 Esslöffel flüssigen Akazien- oder Waldhonig mit 1 Esslöffel basischem Edelsteinbad und ein wenig Wasser mischen. Nach dem ersten Saunagang wird die Salz-Honig-Paste außerhalb der Sauna auf dem Körper gut eingerieben. Anschließend abduschen, eine Weile ruhen und eventuell erneut einen Saunagang durchführen.

Basische Wickel

Der klassische Wickel nach Prießnitz, Kneipp oder Steiner erlebt eine Renaissance. Für Wickel eignen sich Leinen- oder Baumwolltücher, die man in ca. 2 bis 3 Liter heißem Wasser mit 1 Esslöffel basischem Edelsteinbad einweicht. Nach drei Minuten Einwirkzeit die Tücher auswringen und körperwarm auf die Problemzonen, z. B. Gelenke, legen bzw. wickeln. Über die nassen Umschläge ein trockenes Tuch schlagen und ein bis zwei Stunden ruhen oder über Nacht tragen.

Basische Naturkosmetik

Die meiste Naturkosmetik ist eine saure Kosmetik und unterscheidet sich im pH-Wert nicht von konventioneller Kosmetik. Die Anbieter begründen die Einstellung ihrer Produkte auf einen sauren pH-Wert genauso mit dem Unsinn vom »Säureschutzmantel« der Haut wie die übrigen Hersteller. So mögen kritische Zutaten in naturnaher Kosmetik und zertifizierter Naturkosmetik fehlen, aber Sie cremen sich trotzdem Säure auf Ihre Haut.

Ein weiterer Grund, eine Emulsion sauer einzustellen, liegt im Einfluss des pH-Werts auf die Stabilität von Rohstoffen und Emulsionen. PH-Werte außerhalb des genannten sauren Normbereichs können unerwartete physikalische und chemische Prozesse initiieren. Wasser- und Fettphase einer Emulsion trennen sich, Wirkstoffe kristallisieren aus oder unterliegen sonstigen Veränderungen. Einige Substanzen benötigen bestimmte pH-Werte, andere sind in dieser Hinsicht anspruchslos. Die Säure trägt zur Stabilität und Haltbarkeit einer Emulsion bei. Alle zugelassenen Konservierungsmittel für eine zertifizierungsfähige Naturkosmetik funktionieren nur im sauren Bereich. Ich weiß aus Erfahrung, dass es von Rohstofflieferanten keinen Konservierungsstoff gibt, der im basischen Milieu arbeitet. So etwas ist bisher nicht entwickelt worden und wohl auch nicht vorgesehen, denn basische Kosmetik ist »systembedingt« nicht gewollt.

Es gibt aber einige Hersteller, die basische Kosmetikprodukte entwickelten und seit Jahrzehnten etabliert sind. Sie mixen Pflanzenteile und -öle und regulieren den pH-Wert über Natriumbicarbonat. Einige kommen nicht ohne Parabene aus, weil eine basische Emulsion nicht so stabil ist wie eine saure Lösung. Ich bevorzuge eine basische Kosmetik auf Heilerde-Basis, weil sie von Haus aus basische Mineralien enthält und das allergene Potenzial senkt. Dazu kommt Rügener Heilkreide, basisches Heilgestein aus der Schweiz und Edelsteine verträgt jeder.

Rügener Heilkreide besteht zu 98 Prozent aus Calciumcarbonat. Aus geologischer Sicht ist Kreide mit 70 Millionen Jahren ein junges Gestein. Mit dem Austrocknen des Urmeeres bildete sich aus Ablagerungen der Meereslebewesen das gehaltvolle Sediment, das mit der Zeit geologisch angehoben zu Felsen anwuchs. Die Insel Rügen ist Teil eines solchen Naturwunders. Weithin sichtbar ist das Kreidekliff zwischen Sassnitz und dem bekannten, unter Naturschutz stehenden Königsstuhl. Im Tagebau wird heute in dem Kreidewerk Klementelvitz und in Promoisel auf der Halbinsel Jasmund die kostbare Rügener Heilkreide gewonnen. Der Königsstuhl bleibt unangetastet. Das Meer holt sich allerdings regelmäßig Stückchen von ihm wieder zurück.

Die besondere Wirkung der Rügener Heilkreide ist mehrfach wissenschaftlich untersucht worden. Prof. Dr. Payer vom Chemisch-Physikalischen Institut in Breslau war 1932 der Erste, der überhaupt eine umfangreiche Untersuchung unternahm. Die seit dieser Zeit angehäuften Dokumentationen belegen Heilerfolge bis zu 90 Prozent. Gerade bei Entzündungen ist das Abtransportieren von Säuren aus dem Körper mit Hilfe von Rügener Heilkreide der wesentliche Grund für einen Heilungserfolg.

Bei solchen Kreidebädern kann es zu einem außerordentlichen Stoffwechselschub kommen. Danach folgt eine Linderung chronischer Schmerzen, und die Gelenke werden wieder beweglicher. Durch ihren basischen Charakter und die starke Saugfähigkeit reduziert die Kreide Übersäuerungserscheinungen. In einer Studie von Prof. Dr. C. Dartsch bestätigen zellbiologische Untersuchungsergebnisse entzündungshemmende und den Wundheilungsverlauf positiv beeinflussende Effekte. Rügener Heilkreide kann sogar eine sehr gute Alternative zu Kortison sein.

Ich empfehle die Heilkreide als Bad und als feincremig-pasteuse Kreidebreipackung. Das allergenfreie Peloid fühlt sich sehr angenehm an und überzeugt mit gutem Wärmeverhalten. Eine leichte Handhabung und umweltfreundliche Eigenschaften sprechen zusätzlich für dieses Naturprodukt. Es gibt also zahlreiche gute Gründe, original Rügener Heilkreide, die als Medizinprodukt anerkannt und registriert ist, in einer basischen Naturkosmetik zu verarbeiten. Während über den leicht basischen pH-Wert von 7,4 eine sanfte Ausleitung über die Haut via Osmose erfolgt, bindet und neutralisiert das Calciumcarbonat der Heilkreide die Säuren auf der Haut.

Ein Schweizer Heilgestein, das von der Swissmedic ebenfalls als Medizinprodukt registriert wurde, verstärkt die Wirkung der Kreide. Das Gesteinsmehl enthält Kieselerde und einige basische Mineralien und Spurenelemente, die die Haut nähren. Das feine Pulver stammt aus einem energetischen Kraftfeld und ist basisch, rechtsdrehend und magnetisch.

Zwei medizinisch registrierte Stoffe, die nicht pflanzlichen Ursprungs sind, sondern von Millionen von Jahren alten Urgesteinen stammen, werden mit einer feinstofflichen mineralischen Komponente veredelt. Jeder Mensch, jedes Lebewesen, jede Zelle steht in Verbindung mit dem Kosmos. Kosmetik leitet sich aus der Ordnung des Kosmos ab. Bereits in der Antike waren Kristalle gelebte Erfahrungen mit Langzeiteffekt. Die Frequenzen mineralischer Steine senden Energien und Informationen unterschiedlicher Eigenschaften. Mikrofein gemahlene Edelsteine als Bestandteil von Badesalzen und Kosmetikprodukten schützen vor negativen Einflüssen. Eine physikalische Entgiftung setzt in Verbindung mit Edelsteinen energetische Vergiftungen aus dem Körper frei. Dazu eignen sich nur Kristalle von hoher Reinheit.

Der Bergkristall ist ein wahrer Kraftspender, der in Kombination mit maximal vier Steinen zum Einsatz kommt. Er enthält alle Farben und gibt genau die Energiemenge ab, die gerade benötigt wird. Hauptfundgebiet sind die Alpen. Er besteht aus reinem Silizium und Sauerstoff. Ihre Struktur ist im Laufe von Jahrmillionen auskristallisiert. Der Bergkristall ist ein Lichtbringer und Harmoniestein.

Der Rosenquarz gilt als Stein für Herzensangelegenheiten. Er strahlt Ruhe aus und heilt verletzte Gefühle. Auf der Brust getragen, lindert er Hustenreiz und beruhigt die Bronchien. Rosenquarz ist trotz seiner zarten, femininen Ausstrahlung ein sehr kräftiger Stein, der besonders von Frauen geschätzt wird. Seit der Antike wird er als Stein der Liebe und des Herzens verehrt. In Verbindung mit Rosenquarz-Wasser werden Lymphfluss angeregt, das Zellwachstum und die Regeneration der Haut beschleunigt.

Der Aquamarin erhielt seinen Namen aus dem lateinischen *Aqua* (Wasser) und *Mare* (Meer). Die wichtigsten Fundorte liegen in Brasilien, Nigeria und Madagaskar. Die Konzentration von Chrom, Eisen und Magnesium bestimmt seine Farbe von Hellblau bis Dunkelblau. Der Heilstein hat sich bei Hautallergien bewährt und erfreut die Menschen durch seine Beschwingtheit.

Basische Mineral- und Edelstein-Naturkosmetik mit einem pH-Wert von 7,4 ist eine optimale Hautpflege und Unterstützung für Ihren Körper. Durch den sanften osmotischen Druck arbeitet Ihre Haut wieder als Ausleitungsorgan. Stoffwechselprodukte werden von Rügener Heilkreide-Molekülen als Säurepuffer neutralisiert und gebunden. Überschüssige Säuren, die für Juckreiz, Rötungen, Ekzeme usw. verantwortlich sind, werden auf der Haut gepuffert. Im Komplexmittel des Schweizer Heilgesteins finden die Hautzellen genau jene Mineralien und Spurenelemente, die für gesunde Bedingungen der Zellerneuerung, Elastizität, Feuchtigkeitsgehalt und Fettversorgung notwendig sind.

Gut aufeinander abgestimmte Edelsteine, eingebettet in einem Basensalz und in einer Gesichts- und Körperpflege, verändern sowohl Ihr Hautbild als auch Ihre gesamte Aura. Mit Ihrer Klarheit und Reinheit können Sie Ihre Umgebung überstrahlen und ragen spürbar aus der Menge heraus.

Rügener Heilkreide, Schweizer Heilgestein und Edelsteinpulver entstammen nicht pflanzlichem Ursprung. Es handelt sich um Trockensubstanzen, die zur kosmetischen Herstellung einer Emulsion mit Wasser und Ölen verbunden werden. Da die pflanzlichen Öle in einer mineralischen Grundlage eingebettet sind, sinkt das allergene Potenzial; die Verträglichkeit liegt wesentlich höher als bei üblicher pflanzlicher Naturkosmetik.

Zur Stärkung der Lipidbarriereschicht ragt das Nachtkerzenöl heraus. Es enthält zwischen 8 und 17 Prozent Gamma-Linolensäure und wird bei trockener, schuppiger und juckender Haut pharmazeutisch verwendet. Eine in dieser Weise aufgebaute basische Naturkosmetik kann zu beeindruckenden Ergebnissen führen und die natürliche Schutzfunktion stärken. Basische Körperpflege ist für alle Menschen geeignet, unabhängig von Alter und Geschlecht. Eine gesunde Haut ist resistent gegen bakterielle und virale Entzündungen. Durch Übersäuerung verursachte Problemhaut lässt sich nicht mit sauren Kosmetikprodukten beruhigen und in die Balance führen. Für ein feines, klares Hautbild benötigen Sie keine Kosmetik auf Säurebasis, sondern basische Konsistenzen.

Regulative Hautpflege

Eine regulative Hautpflege betrachtet immer die Ursachen, die unsere Haut aus dem Gleichgewicht bringen. Regulative Hautpflege bedeutet das Gegenteil der üblichen symptomüberdeckenden Hautpflege. Schließlich ist unsere Haut der Gradmesser für die inneren Zustände. Was innen nicht ist, kann außen nicht sein.

Ein bekannter Mediziner bezeichnete die Haut als »Einwickelpapier der inneren Organe«. Dieses Einwickelpapier behandeln wir heute mit falsch konzipierten Kosmetika. Während unsere Haut das Waschen mit basischer Seife über Jahrhunderte gut überstand, begannen mit der flächendeckenden Einführung der sauren synthetischen Hautpflege schwere Zeiten für unsere Haut. Der verheerende Denkfehler nahm in den USA seinen Lauf und kam mit leichter zeitlicher Verzögerung auch bei uns an. In den USA wurden 1953 erstmals mehr Syndets verkauft als Seifen. Im gleichen Jahr berichtet S. B. Bourne im *Lancet*, einer der führenden medizinischen Zeitschriften im angloamerikanischen Sprachraum, über eine zunehmende Zahl von Patienten, die behaupten, dass ihre Dermatitis aus der Zeit datiere, wo sie mit der Benutzung von Syndets begonnen hatten.

Zum Thema passend, las ich kürzlich einen Bericht zur Widerstandsfähigkeit und Haltbarkeit von gedruckten Büchern (*FAZ*, 21.7.2015). Es ging um die ersten bedruckten Bücher, von denen in den Bibliotheken der Welt noch etliche vorhanden sind. Nur die Papiere, die zwischen 1840 und 1885 produziert wurden, machen Probleme. Der Grund: Diese Papiere sind sauer! Statt mit basischem Knochenleim wurden sie mit saurem Aluminiumsulfat gebunden. Mit dieser sauren Leimung begann ein chemischer Prozess, der die Zellulosemoleküle in den Papierfasern langsam, aber stetig angreift und zerstört. Da sich dabei auch organische Säuren im Papier bilden, kommt es zu einer Kettenreaktion, die die Fasern zusätzlich schwächt. Das Papier verliert seine Festigkeit, es wird brüchig, und Löcher entstehen.

Bücher, Zeitschriften und Zeitungen aus der Zeit der sauren Leimung sind daher stark gefährdet. Man schätzt, dass bis zu 20 Prozent der Buchbestände in wissenschaftlichen Bibliotheken so geschädigt sind, dass sie nicht mehr benutzt werden können. Bei weiteren 20 Prozent ist der Papierzerfall so weit fortgeschritten, dass diese Bücher nicht mehr ausgeliehen werden können. Etwa zwei Milliarden Bücher stehen kurz davor, sich aufzulösen. Bleibt zu hoffen, dass auch die wissenschaftlichen Bücher zur Erfindung und Begründung der sauren Körperpflegemittel dabei sind.

Alle Informationen und Substanzen, mit denen wir in Berührung kommen, werden in der Haut registriert und verarbeitet. Gegen hautfremde Stoffe wehrt sich die Haut und gibt die Informationen weiter. Eine Störung im Organ Haut hat Auswirkungen auf alle anderen Organe, wie auch umgekehrt Krankheiten der Organe die Haut beeinflussen. Bis zu einem gewissen Grad können Störungen durch Gegenregulationen ausgeglichen werden. Wenn aber die körpereigenen Schutzmechanismen von Kosmetika unter dem Deckmantel eines vermeintlichen Säureschutzmantels außer Kraft gesetzt werden und das Gegenteil dessen bezwecken, was behauptet wird, sollten Sie zumindest nachdenklich werden. Der Verbrauch an Bade- und Duschtensiden, die die Haut entfetten, und falsch konzipierte Kosmetika stören die hauteigene Bakterienflora, begünstigen das Bakterienwachstum, eröffnen pathogenen Keimen und Pilzen ein ideales Lebensmilieu und führen zu einer höheren Infektanfälligkeit.

Eine verantwortungsvolle Kosmetologie und Dermatologie berücksichtigt eine regulative Hautpflege und erkennt die Beziehung zwischen den Erscheinungsbildern der Haut und inneren organischen Zuständen. Im Blickpunkt stehen Magen–Darm, Leber–Pankreas, Blase–Niere, Vitamin- und Mineralstoffe und Hormonhaushalt.

Ein Wort zum Schluss

Liebe Leserin, lieber Leser,

als ich mit diesem Buch in den letzten Zügen der Fertigstellung lag, brachten analoge und digitale Medien die Nachricht von einem US-Wissenschaftler namens David Whitlock in die Umlaufbahn, der sich seit zwölf Jahren nicht mehr duscht. Der sechzigjährige Chemiker mit Eliteabschluss ist davon überzeugt, dass die Benutzung von Shampoos mehr schadet als hilft. Eine Reporterin des Magazins *Bloomberg Businessweek* schrieb: »Seine Haut sieht großartig aus, und er riecht hervorragend.« Sein Hygienegeheimnis seien Bakterien, die im Boden vorkommen, behauptet Whitlock. Sie würden schädliche Stoffe auf der Haut neutralisieren und vor Entzündungen und Akne schützen. Die Idee dazu sei ihm gekommen, als er beobachtete, wie Pferde sich im Dreck wälzten, so der Wissenschaftler gegenüber der *New York Times*. Seine Recherchen hätten ergeben, dass Tiere dies täten, um ihr Fell zu pflegen. Mit einem Bakterienspray mit dem Namen *Mother Dirt* will er nun den Weltmarkt erobern.

Physiologisch gesehen brauchten wir keine synthetische, industriell hergestellte Kosmetik zur Reinigung unserer Haut. Der natürliche Mechanismus des stetigen Abstoßens der oberen Hornschicht, unterstützt von unserer hauteigenen Bakterienflora, ist die schonendste Reinigung. Die beste Kosmetik macht unsere Haut selbst.

Wenn Sie mich fragen, ich würde das Produkt *Mutter Dreck* nicht kaufen wollen und eine erfrischende Dusche oder ein basisches Vollbad vorziehen. Ich will nicht als militanter Kosmetikgegner und Nestbeschmutzer verstanden werden. Schließlich habe ich mehrere Parfümerien geleitet, war Gründungsmitglied zweier Handels-Kooperationen und kenne nahezu jede Kosmetikmarke. In naiver Gutgläubigkeit und ohne kritisches Hinterfragen schloss ich mich früher dem selbstherrlichen Bekenntnis führender Macher an: »Sie sind in der schönsten Branche der Welt tätig.« Das würde ich mit dem heutigen Wissensstand natürlich ganz anders sehen und plädiere für eine fachlich ausgewogene Sicht der Dinge.

Ich bin dankbar für diese Zeit, denn ohne sie wüsste ich nicht, wie der Beauty-Markt tickt. Er steht extrem unter Druck und hat heute immer noch unzureichende Antworten auf die Frage nach einer hautgesunden Körperpflege. Ohne Silikone, ohne Parabene, ohne Erdöle, ohne Aluminium … ja, das bekommt die Kosmetikindustrie jetzt werbewirksam und ganz im Sinne des umsorgten Verbrauchers hin. Aber die Mär vom Säureschutzmantel ist eine scharfe Kurve, die die Industrie nur nehmen wird, wenn Sie, umworbene und sehr verehrte Konsumenten, eine basische Bewegung zurück zu den Wurzeln auslösen.

Reinigung und Körperpflege gehören zu den existenziellen Bedürfnissen aller Lebewesen und befriedigen soziale Bedürfnisse. Der Mensch hat es, getrieben von einer werbemäßig gesteuerten Angst vor Mikroben, Schweißgeruch, Sonnenlicht und so weiter, in den letzten Jahrzehnten mit der Kosmetik übertrieben. Zweifelsfrei haben wir deshalb heute so zahlreiche Hautprobleme. Jeder ist für seine Haut und Gesundheit selbst verantwortlich und kann wählen, welche Stoffe auf seine Haut dürfen.

Bei allen Kontroversen und Provokationen gibt es einen weiteren Aspekt, den die italienische Schauspielerin Sophia Loren in einer wunderschönen Formulierung auf den Punkt brachte: »Der sichtbare Teil der Schönheit und Gesundheit, ohne den niemand wirklich schön sein kann, ist – Charme!« In diesem Geiste lassen Sie uns eine Charme-Offensive starten, denn die würde uns von Mensch zu Mensch gut zu Gesichte stehen. Ansonsten reicht lauwarmes Wasser, meint schmunzelnd

Ihr
Michael Droste-Laux

Quellenverzeichnis und Hinweise zum Weiterlesen

Ahnhudt, Cordula: »Neurodermitis – Essen und Trinken bei juckender Haut«, *Kosmetik International* 12/2009

Bartens, Werner: *Wie Berührung hilft – Warum Frauen Wärmflaschen lieben und Männer mehr Tee trinken sollten.* Knaur Verlag, München 2014

Beck, Siegfried: *Durch Entsäuerung zu seelischer und körperlicher Gesundheit – Säuren-Basen-Gleichgewicht verhütet Zivilisationskrankheiten.* Buchdienst Oetinger, Öhringen-Ohrnberg 2009

Braun-Falco, Otto: *Hautreinigung mit Syndet.* Springer Verlag, Berlin/Heidelberg 1990

Briedigkeit, Peter: *Fachpraxis Gesundheitslehre und Körperpflege* [Unterlagen aus meiner Lehrzeit an der Kaufmannsschule Hagen-Hohenlimburg, 1980]

Burg, Günter und Kettelhack, Natascha: »Haut und Alkohol«, *Deutsches Ärzteblatt* 2002

Der Spiegel: *Auf sauer getrimmt,* 9/1991

Doroshkevich, Alexander: »Fluorid und der große Zahnbetrug«, *Gesundheitsapostel* Februar 2012

Droste-Laux, Michael: *Das Säure-Basen-Erfolgskonzept – Entschlackung, Ernährung, Körperpflege.* Knaur Verlag, München 2014

Fey, Horst: *Chemikalienkunde in Tabellenform.* Otto Hoffmanns Verlag, Neu-Isenburg 1975

Fischer-Reska, Hannelore: *Die Bitterstoff-Revolution – Natürliche Vorsorge und sanfte Heilung über den Darm.* Südwest Verlag, München 2005

Giessen, Hannelore: »Medikamente, die der Haut schaden«, *Das PTA Magazin* 9/2009

Goldinger, Alfred: *Strahleninduzierte Hautveränderungen – Ein neues Gebiet für die Pharmazeutische Betreuung*, Uni Mainz 2007

Gugg, Holger: *Bindegewebe – Nur ein weibliches Problem?* www.peak.ag/blog/bindegewebe

Guillou, Mireille: *Methode Thalasso Plus*. Labor für Meeresforschung (LRM), Saarbrücken 1995

Heldermann, Martina: »Alternativen zu Silikonen«, *COSSMA* 9/2012

Holzhüter, Rainer: »Gesunde Haut nur mit gesundem Darm«, *Naturarzt*

Korting, H. C.: »Der normale pH-Wert der menschlichen Haut«, *Hautarzt* 37, 1986, S. 126 ff.

Legart, Frank W.: »Parabene in der Diskussion«, *Inside Beauty* 2/2011

Rüschemeyer, Georg: »Viel Schaum um nichts«, *FAZ* 9. November 2014

Schmidt, A. und Rheinbaben, F. v.: »Pilzfreie Zone«, *Hand & Nails* 3/2000

Spitz, Jörg: »Kein Mode-Vitamin, sondern lebenswichtig«, *Dolomiten* Juni 2015

Steinkraus, Volker: *Geheimnisse schöner Haut – Was Antiaging und Kosmetik leisten*. Krüger Verlag, Frankfurt am Main 2005

Stiftung Warentest: »Mineralöle in Kosmetika: Kritische Stoffe in Cremes, Lippenpflegeprodukten und Vaseline«, *Stiftung Warentest* Mai 2015

Wiesenauer, Markus: »Strategien gegen Schuppenflechte«, *Naturarzt* 7/2003

www.aerztezeitung.de: *Lassen Fett und Zucker Pickel sprießen?* 3.4.2013

www.amazingy.com: *Alkohol in Kosmetik – besser als sein Ruf!* 2014 www.apotheken-umschau.de: *Kortison – so schlecht wie sein Ruf?* 20.09.2013

www.bdih.de: *Standard für kontrollierte Natur- und Biokosmetik (Positivliste)*, 2006

www.cosmia.de: *Was wäscht denn da?* November 2009

www.heilpraxisnet.de: *Wie gefährlich ist Kortison-Creme wirklich?* Juli 2015

www.kf-kopp.de: *Das Bikarbonat-Mangel-Syndrom*, 21.2.2014

www.naturalbeauty.de: *Du kommst hier nicht rein: PEGs*

www.pharmazeutische-zeitung.de: *Hormone prägen das Hautbild*, 50/2012

www.ratgeber.t-online.de: *Falten vorbeugen: Verzichten Sie auf Zucker*, 2011

www.zentrum-der-gesundheit.de: *Volksdrogen Milch und Weizen*, Juli 2015

MICHAEL DROSTE-LAUX

Das Säure-Basen-Erfolgskonzept

Entschlackung – Ernährung – Körperpflege

Müdigkeit, Kraftlosigkeit und ständige Erkrankungen werden heute zunehmend auf ein gestörtes Säure-Basen-Verhältnis zurückgeführt. Aber was sind Säuren und Basen? Wie entstehen Übersäuerung und Schlackenbildung, und wie kann man ihnen entgegenwirken? Michael Droste-Laux erklärt, wie Ernährung, psychische Faktoren und kosmetische Produkte das Säure-Basen-Gleichgewicht stören und wie es mit einfachen Mitteln gelingt, den Körper von Ablagerungen, Säuren und Zellgiften zu befreien.

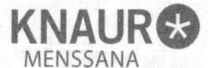

KNAUR
MENSSANA